増補改訂
クオリティ・オブ・ライフ評価尺度
――解説と利用の手引き――

著
Heinrichs, D. W., Hanlon, T.
and
Carpenter, W. T., Jr.

翻訳と解説
宮田量治　藤井康男

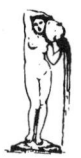

星和書店

序

　近年，Quality of Life（QOL）への関心が，医療の諸領域で急速にたかまっており，日本の精神科領域でもその評価が要求されるようになった。それは患者中心・生活重視の評価であり，この動向は，とかく治療者中心・症状重視になり勝ちであった——そしてその傾向がますます強まりつつある——これまでの評価法に対する反動とみることもできる。

　このたび訳出された Carpenter 氏らの評価尺度（QLS）は，分裂病の陰性症状がもたらす患者の生活上の支障を，治療がどの程度まで改善できるかを評価する目的で作成された。すでに同氏らは，陰性症状をより明確に把握するために，「欠損症候群」の診断基準（The Schedule for the Deficit Syndrome : SDS）を提唱しており，その日本語版もある（精神科診断学，4：361-368，1993）。この意味で QLS は SDS といわば親戚関係にあり，最近いわゆる非定型抗精神病薬が，陰性症状の改善を目標にして開発されている現状を考えると，その評価に QLS が応用されるのも自然の成行きといえよう。

　ところで，QOLとは含蓄に富む言葉である。"Life" には生命と生活という両方の意味があり，"Quality" の基準は個人や社会の価値観に依存している。いきおい QOL の評価は，単に生活の快適さだけでなく，「生命の品位」といった普遍的な視点や「生き甲斐」のような個人的な要因をも含むかも知れない。本書が "QOL" の用語をあえて翻訳せず，原語のまま用いているのは，そのためであろう。

　なお，QLS による QOL の評価は，半構造化面接によって行われる。QOL は，その本来の趣旨からいえば，医療者の側だけから評価されるべきものではない。ただ QLS が対象として念頭においているような分裂病者には，自己主張や自己表現を苦手とする（あるいは避けようとする）人達が少なくないので，このような方法をとらざるを得ないのである。そして QLS を構成する諸項目は，QOL に関する作成者の見解の反映でもあるから，この評価尺度の有用性や妥当性は結局のところ，これからの現場での検証に待つほかない。

ともあれ QLS は，分裂病治療の評価に QOL の概念を導入した最初の試みである。それは分裂病者を「治療すべき症状をもった患者」というより「闘病する生活者」とみるような視点の転換を要求しているように思われる。翻訳者の労を多としつつ，本書が分裂病者をとりまく日本の医療・福祉活動の中で広く活用されることを願うものである。

　1995年4月

慶應義塾大学医学部
精神・神経科助教授　　八木剛平

まえがき

　本書は，Maryland Psychiatric Research Center の Heinrichs 博士，Carpenter 博士，Hanlon 博士によって作成された Quality of Life Scale（QLS）を許可を得て翻訳し，解説したものである。全体は，5つの章から構成されている。第1章では，QLS の理論的背景と信頼性・妥当性について Heinrichs らの論文をもとに概要が説明されている。また，第2章は QLS の翻訳部分であり，第3章は，訳者らの QLS 使用経験と Maryland Psychiatric Research Center の Kirkpatrick 博士および Case Western Reserve Unversity の Cola 博士との QLS 使用法に関するディスカッションをもとに QLS の使用上の注意事項が解説されている。さらに第5章では，精神科領域の quality of life 研究を簡単にまとめ，QLS の意義について述べた。また，第6章では，QLS を使用した非定型抗精神病薬の臨床試験について詳述し今後の臨床試験について考慮すべきことを指摘した。

　Quality of life の概念は，日本の精神科臨床においても近年強く関心が持たれるようになってきているが，用語だけが先行してしまい，quality of life の共通の定義や標準的な評価方法がないことが欧米では繰り返し問題点として指摘されてきた。また，日本には精神科領域の quality of life を評価するための評価尺度がまだ存在せず，研究も始まったばかりである。QLS は，米国の非定型抗精神病薬の臨床試験において現在積極的に使用されており，この領域における標準的な評価尺度として期待されるものである。

　QLS 面接では，患者の生活に踏み込んだ質問をする必要があり，結果として面接者は患者のかなり個人的な生活について知ることになり，患者の考え方や生き方について見落としていたり予期していなかった意外な側面を発見することがある。このような発見は，quality of life 評価の醍醐味であり，患者をより人間的な存在として意識する良い機会になり，臨床家としての視野を広げる貴重な経験になると考えている。

　本書が精神科領域の quality of life についての関心をより高め，さらなる発展の一助と

なることを念願したい。

1995年3月

山梨県立北病院 　宮田量治，藤井康男

薬物の開発に伴う臨床試験で Quality of Life 評価尺度を使用する場合には，慶應義塾大学医学部精神・神経科臨床精神薬理研究班にご一報願いたい。

改訂版まえがき

　1995年に刊行された本書がこのたび増刷されることとなり，それを機に，その後の知見を盛り込んだ若干の改訂を行うこととなった．

　改訂版では本書の刊行後に行われた日本語版の信頼性と妥当性についてのデータが追加され「第4章　Quality of Life 評価尺度（QLS）日本語版の信頼性と妥当性」としてまとめられた．この中にはデイケアなどの通所型治療に参加されている患者の評価にたえるように修正をほどこしたQLSの追加評価マニュアルが付録として掲載されている．これは，通例，QLSでは「評価に際して心理療法は考慮しない」とされ，デイケア患者の縦断的評価にQLSは向かないという指摘に対して，我々のグループが試みとして作成したものである．デイケア場面での役割遂行をもれなく評価できるようにQLS本文の一部に加筆をほどこしてある．

　また，「第6章　Quality of Life 評価尺度を使用した非定型抗精神病薬の臨床試験」は，新たに導入されたオランザピンについてQLSを用いた研究報告が相次いで行われていることから，最新の知見を追加した．第5章は，一部変更されているが，著者の勉強不足でもあり，大幅な変更は行っていない．

　さらに，改訂版では，評価用紙があらたに追加されている．QLSの採点が面接を行いながらスムーズに行えると思う．これについては，別売の評価用紙もある．

　QOLについては，もはや，医療のなかのありふれた用語として日々用いられている．本書が，その中にあって，その精神をつたえるものとして，広く活用されることになれば幸いである．

　　2001年　夏

山梨県立北病院　宮田量治，藤井康男

目　次

序 …………………………………… 八木　剛平 … iii
まえがき ……………………………………………… v
改訂版まえがき ……………………………………… vii

第1章　Quality of Life 評価尺度（QLS）の概要 ……………… 1
　Quality of Life 評価尺度（QLS）の理論的背景 ………… 3
　QLS の信頼性 …………………………………………… 6
　QLS の妥当性 …………………………………………… 8

第2章　「Quality of Life 評価尺度」 ……………………… 23

第3章　Quality of Life 評価尺度（QLS）の使用手引き ……… 49
　QLS 評価実施前のトレーニング ……………………… 49
　QLS に関する注意事項 ………………………………… 50

**第4章　Quality of Life 評価尺度（QLS）日本語版の
　信頼性と妥当性** ………………………………………… 63
　日本語版の信頼性 ……………………………………… 63
　日本語版の妥当性 ……………………………………… 65
　付録．クオリティ・オブ・ライフ評価尺度（QLS）追加
　　評価マニュアル ……………………………………… 68

第 5 章　慢性精神疾患の quality of life 評価の現状と
　　　　Quality of Life 評価尺度（QLS） ……………………………… 73

第 6 章　Quality of Life 評価尺度（QLS）を使用した
　　　　非定型抗精神病薬の臨床試験 ……………………………………… 81
　　　Meltzer らのクロザピン臨床試験 ……………………………… 83
　　　Breier らのクロザピン臨床試験 ………………………………… 84
　　　オランザピンの QOL 試験 ……………………………………… 86
　　　あとがき ………………………………………………………………… 91

第 1 章
Quality of Life 評価尺度（QLS）の概要

　本章では，1984年の Schizophrenia Bulletin 誌に掲載された Quality of Life 評価尺度（QLS）の概要について Heinrichs らが報告した論文[9]を元に，Quality of Life 評価尺度の理論的背景と尺度の信頼性・妥当性について概観したい。

　QLS は，米国の Maryland Psychiatric Research Center の Heinrichs・Carpenter・Hanlon の3名によって開発された1980年の Quality of Life Schedule[8,16]を基礎とする半構造化面接に基づく評価尺度で，精神分裂病の欠損症状の評価と，欠損症状が元になって生じた対人関係や仕事などの患者の生活の様々な局面の機能低下の評価とを1つの評価尺度中に組み込んだものである。

　QLS では，一定のトレーニングを受けた臨床家が約45分かけて面接を行い，表1のように，「対人関係と社会的ネットワーク」・「仕事・学校・家事などの役割遂行」・「精神内界の基礎」・「一般的所持品と活動」の4つの因子から成る21の評価項目を評点する。QLS の各評価項目は，評価項目の説明部分・想定質問部分・7段階尺度部分，の3部からそれぞれ構成されている。各評価項目は，7段階尺度法が採用されており，面接者の臨床的判断に基づいて，それぞれ0～6点の範囲で点数化される。尺度の高得点領域（5～6点）は正常あるいは機能障害のないこと，低得点領域（0～1点）は重篤な機能障害のあることを表している。

　QLS の詳しい評価法については，「第2章　Quality of Life 評価尺度」と「第3章　Quality of Life 評価尺度（QLS）の使用手引き」を参照されたい。

　QLS の評価対象とされるのは，精神分裂病の非入院患者である。したがって，日本においては，精神科等の外来に通院している患者やデイケア・地域作業所などの社会復帰治療を利用している患者，また，精神障害者援護寮やグループホームに入居中の患者などが含まれると考えられる。しかし，QLS には，精神分裂病に特異的といえるような評価項

表 1　Quality of Life 評価尺度（QLS）を構成する4因子と21の評価項目

Ⅰ．対人関係と社会的ネットワーク
　　1．家族
　　2．友人
　　3．知人
　　4．社会的活動
　　5．社会的ネットワーク
　　6．社会的イニシアティブ
　　7．社会的引きこもり
　　8．性的関係
Ⅱ．仕事・学校・家事などの役割遂行
　　9．程度
　　10．達成度
　　11．能力活用不足
　　12．満足感
Ⅲ．精神内界の基礎
　　13．目的意識
　　14．意欲
　　15．好奇心
　　16．快感消失
　　17．時間の利用
　　20．共感
　　21．感情的交流
Ⅳ．一般的所持品と活動
　　18．一般的所持品
　　19．一般的活動

目は1つも含まれていないため，Heinrichs らは，慢性の感情障害や人格障害患者に対してQLSを適用する可能性も示唆している。

　この評価尺度の成立には，当時の精神分裂病の経過や治療反応性に関する研究で，精神分裂病の陰性症状やそれによって起こる機能低下の評価に臨床家の強い関心が集まるようになっていたことが関係している[5]。1980年代前半といえば，Crow[7]やAndreasen[1,2]の精神分裂病の2症候群概念が提出され，精神科臨床医の間で陰性症状への関心が急速に高まり，精神分裂病の陰性症状を測定するための最初の評価尺度[11]とされる Scale for the Assessment of Negative Symptoms（SANS）[3]が作成された時期に相当する。Heinrichs・Carpenterらの QLS は，SANS に次いで報告された陰性症状評価尺度の一つと位置づけることができ[11]，さらに，SANS と違って，精神病理症状の評価だけでなく，対人関係や仕事などの役割遂行の機能をも同時に評価できる評価尺度である。QLS の本文に記載されているように，この評価尺度は，Brief Psychiatric Rating Scale（BPRS）などの精神病理症状評価尺度と併用することによって，従来の評価尺度が見落としてきた陰性症状やその影響についての重大な欠陥を埋めることができる[9]，と Heinrichs らは考えている。

Quality of Life 評価尺度（QLS）の理論的背景

QLS では，「Quality of Life 評価尺度」という名称やこの評価尺度を構成する4つの因子および21の評価項目に，Heinrichs・Carpenter らの精神分裂病に対する概念がよく投影されている，と考えられる。彼らの分裂病概念の基礎を成す理論は，QLS の概要を報告した論文[9]の緒言にその一部が引用されているように，Kraepelin の精神分裂病の2つの fundamental processes の1つについての記述に強く影響を受けている。Kraepelin は，「永続して意欲の源泉となる情動活動が低下し，これによって，精神活動や仕事に対する天分は減弱する。その結果……情動平板化・精神活動の障害・意欲の無統制や努力の低下・自主的行動能力の低下をきたし，人格の本質が破壊される[9,13]」と記述し，情動活動の障害が精神分裂病の中核をなすものとして存在し，精神活動や職分を障害すると仮定した。Carpenter らは，主にこの仮説に由来する精神分裂病の欠損症状概念[6]や欠損症候群概念[12,13]を後に提出しているが，QLS は，これらの理論を完成する途上で作成された評価尺度ということができる。

QLS によれば，欠損症状 deficit symptom は，「持続して存在する陰性症状」と定義される精神分裂病の機能障害で，精神病症状と比較するとあまり劇的とは言えず正確に記述することは困難であるが精神分裂病の最も重大な障害[9]であり，これらの症状が存在することによって，患者の生活の様々な局面が障害されるという。Heinrichs・Carpenter らは，目的意識・意欲・好奇心・快感消失などの QLS の「精神内界の基礎」因子を構成する評価項目は，建築に用いられるブロックのようなもので，これらのブロックが対人機能や仕事・学校・家事などの役割機能のもとになっている，また，このブロックが破壊されると，「対人関係と社会的ネットワーク」・「仕事・学校・家事などの役割遂行」・「一般的所持品と活動」の QLS の3つの因子にもその影響が現れる，と説明している。これらの欠損症状に関する理論は，Kraepelin が精神分裂病の中核として捉えた情動活動の障害を「欠損

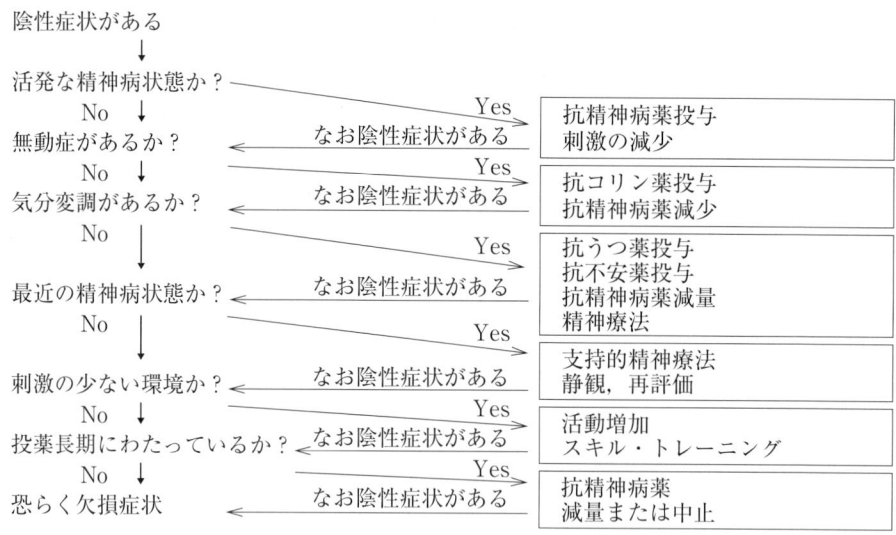

図1　陰性症状の評価および処置モデル（Carpenterら[5,22)]より引用）

症状」という概念に置換し，Kraepelinの仮説が提示した精神分裂病の病態枠組みを踏襲したものと考えられる。

　このような彼らの欠損症状に関する理論は，また，治療的な動機に裏打ちされている。陰性症状には，精神病症状・抗精神病薬の副作用・(施設症などを起こす）刺激の少ない環境・気分変調，などに起因する二次性陰性症状と，精神分裂病自体に起因する一次性陰性症状（Carpenterらは，1985年に，一次性陰性症状を欠損症状と呼んだ）があり，前者は，その原因が明らかになれば治療の可能性があり，一方，後者には，有効な治療法はない[5)]とCarpenterらは当時考えた。彼らは，陰性症状の評価と処置について，図1のようなモデルを提案した[5,22)]。これによると，患者に陰性症状が認められる場合，活発な精神病状態・無動症（抗精神病薬の副作用）・気分変調・最近の精神病状態・刺激の少ない環境・長期投薬が原因になっている可能性があるが，それらは，図1の右側に示されたような処置によって治療することが可能である。しかし，これらの原因を除外しても，なおその陰性症状が認められれば，その陰性症状は，欠損症状と判断される（理論的には，このように，陰性症状の原因を鑑別することができるが，実際に臨床において，一次性・二次性陰性症状を鑑別することは容易ではないと考えられる）。

　Carpenterらは，さらに，精神分裂病の1亜型として欠損症状を主体とする均質な病態群を抽出できれば精神分裂病の病態解明に有益と考えられることから[12,13)]，欠損症状につ

表2 Quality of Life 評価尺度（QLS）と欠損症候群診断表（SDS）の欠損症状の定義の相違点

	QLS	SDS
持続期間の規定	規定なし	最低12カ月以上
以下の二次性陰性症状除外の記載		
精神病症状	あり（不十分）[1]	あり
抗精神病薬による無動症	なし	あり
気分変調	あり	あり
刺激の少ない環境	なし	あり
精神遅滞	なし	あり
身体的外傷	あり（不十分）[1]	なし

[1]QLSには，精神病症状と身体的外傷が患者の社会的機能や役割遂行における機能欠損の原因になりうることが記載されているが，これらが陰性症状の原因になるかどうかは明らかにされていない。

いての理論を発展させ，1988年に，それらの患者を診断するための欠損症候群診断基準を作成し[6]，最終的に，翌1989年に，欠損症候群診断表（Schedule for the Deficit Syndrome；SDS）[12]を完成した。この診断表は，鈴木らによって，すでに日本語にも翻訳され[13]，信頼性検討が行われている[20]。

SDSによると，欠損症状は，「**最低12カ月以上**持続して存在する精神分裂病の**一次性**の陰性症状」と定義されている。一方，QLSでは，欠損症状は，単に，「持続して存在する陰性症状」と定義されているだけで，その陰性症状の持続がどれくらいか，また，それがどんな原因で起こったものか，明確に記載されていなかった（表2）。QLSの別の箇所には，「欠損症状は，**精神分裂病の**もっとも重大な障害である」と明示されているので，QLS発表の翌年のCarpenterらの論文[5]中に具体的に挙げられているような無動症（抗精神病薬の副作用）・気分変調・刺激の少ない環境・長期投薬などの精神分裂病以外の要因によって二次的に発生したと考えられる陰性症状は，欠損症状と判断すべきではないことがQLSでは暗示されている，と後年のQLSの読者が読み替えることができるかもしれない。しかし，同じ論文[5]中に挙げられた活発な精神病状態によって発生したと考えられる二次性陰性症状は，**精神分裂病以外**の外的要因によって発生した陰性症状とは言えないから，これをQLSでは欠損症状と判断してもよいのかどうか，読者は迷うところである。さらに，QLSには，「社会的機能や仕事・学校・家事などの役割遂行における機能欠損は，……陽性症状・制限された身体状況や生活環境などを含むいくつかの原因によって生じう

ることを忘れてはならない」という記載があり，陽性症状は，患者の社会的機能や役割遂行における機能欠損の原因になることが指摘されているが，陽性症状が欠損症状自体の原因になるのかどうか，つまり，陽性症状と欠損症状との因果関係についてはQLSでは明らかにされていない（表2）。

さらに，QLSには，「対人関係および仕事・学校・家事などの役割遂行における機能障害は，精神分裂病本来の欠損症状以外にも様々な原因が考えられるので，評価者はこのような点を考慮した評点を行わなければならない」と記載されているが，その実例として，QLSでは，重度の身体的外傷のために社会的活動が減少している場合を挙げているだけである。また，QLSの各評価項目の定義や想定質問中に，欠損症状以外の機能障害の様々な原因について言及した部分としては，「15. 好奇心」の定義において，「幻覚や妄想あるいは他の精神病症状について被験者が示す興味はここでは評価しない」と記載された箇所と，「16. 快感消失」の定義において，「焦燥感・号泣・著しい自暴自棄・無価値観など明らかな抑うつ症状群の結果として生じたものはここでは評価しない」，と記載された2カ所である。したがって，精神分裂病以外の外的要因の中でも，抗精神病薬の副作用や変化の少ない環境によって生じる陰性症状をQLSの評価者が二次性陰性症状[5]についての予備知識なしに評価面接時に具体的にイメージすることは実際には困難と思われる。

このようなQLSにおける「欠損症状」の定義の不十分さは，QLSとSDSでは欠損症状の意味が異なるということに帰結する。また，QLSには，「欠損症候群」という用語がすでに使用されているが，「欠損症状」と同様に，SDSのような後年の操作的概念とは一線を画すものである。CarpenterらはQLS発表の1年後に一次性・二次性陰性症状の評価について図1のようなモデルを提示して欠損症状が一次性陰性症状であることを宣言し[5]，5年後の1989年に，陰性症状の診断や持続性について規定したSDS[12]を完成して，ようやく，明確な形で欠損症状を定義し欠損症候群を診断することを可能にしたのである。したがって，QLSの記載のみに従うならば，彼らの欠損症状概念が完成される前に作成されたQLS中の「欠損症状」や「欠損症候群」という用語をSDSで規定されるような厳密な概念として捉えることはできないと考えられる。

QLSの信頼性[9]

QLSの評価者間信頼性を確認するために，HeinrichsとCarpenterまたはHeinrichsとHanlonの2名が1組になって，30～45分間の同席面接を24名の精神分裂病外来患者に対して実施した。主面接者は，2名のうちのどちらかが適宜交代して務めた。評価者間信頼

表3 Quality of Life 評価尺度：級内相関係数（ICC値）

評価項目	開発に関与した評価者3名／患者24名			トレーニングを受けた評価者5名／患者10名[1]
	ICC値	パーセント一致率	パーセント前後一致率	ICC値
1. 家族	.84	42	83	.77
2. 友人	.88	46	83	.67
3. 知人	.81	29	83	.74
4. 社会的活動	.94	71	100	.69
5. 社会的ネットワーク	.78	67	88	.68
6. 社会的イニシアティブ	.73	46	83	.58
7. 社会的引きこもり	.88	50	96	.74
8. 性的関係	.88	46	96	.86
9. 程度	.98	83	100	.87
10. 達成度	.88	67	83	.76
11. 能力活用不足	.86	63	92	.64
12. 満足度	.94	63	100	.86
13. 目的意識	.87	63	96	.78
14. 意欲	.80	50	88	.70
15. 好奇心	.81	54	92	.75
16. 快感消失	.89	67	96	.59
17. 時間の利用	.88	50	92	.90
18. 一般的所持品	.94[2]	83[2]	100[2]	.92
19. 一般的活動				.94
20. 共感	.58	33	88	.53
21. 感情的交流	.61	25	75	.56

[1] 合計 n=45（5名分のデータなし）
[2] 当初，一般的所持品と一般的活動は1つの評価項目だった。 （Heinrichs ら[9]より引用）

性は，QLSの各評価項目については，級内相関係数 intraclass correlation（ICC値）・パーセント一致率・パーセント前後一致率（訳者注：2名の評価者の評点のずれが±1点であればその評価は一致したものとして計算したパーセント一致率のこと）の3つの指標によって検討し，QLSの4つの因子と総得点については，ICC値によって検討した。その結果，各評価項目の評価者間信頼性は，表3のように，ICC値では，「20. 共感」・「21. 感情的交流」の2項目を除く19項目で0.73〜0.98の間に分布し，良好であった。一方，

パーセント一致率では,「21. 感情的交流」・「3. 知人」・「20. 共感」・「1. 家族」・「2. 友人」・「6. 社会的イニシアティブ」・「8. 性的関係」の7項目で,いずれも0.50未満と低率だったが,パーセント前後一致率でみると,「21. 感情的交流」(0.75)以外の20項目は,0.83以上となり,全体としてQLS各評価項目の評価者間信頼性は,良好と考えられた。また,4つの因子および総得点のICC値は,それぞれ,「精神内界の基礎」0.91,「対人関係と社会的ネットワーク」0.94,「仕事・学校・家事などの役割遂行」0.97,「一般的所持品と活動」0.94,総得点(4因子の各ICC値の平均値)0.94と,高い評価者間信頼性が確認された。

QLSの評価者間信頼性は,さらに,QLSの開発に関与していない精神科医,ソーシャルワーカー,学士・修士・博士レベルの臨床心理士の計5名についても検討された。QLSの内容と使用法について約3時間のディスカッションを行った後,10名の被験者に対して評価面接を実施し,QLS各評価項目のICC値(表3)と,QLSの4因子および総得点のICC値,0.84,0.87,0.94,0.94,0.88(各値は上と同順)をそれぞれ確認した。これらの各値は,QLS開発に関与した3名の評価者で確認された数値より幾分低値だった。

以上の結果から,Heinrichsらは,「20. 共感」・「21. 感情的交流」の2項目を除くQLSの評価項目と4因子・総得点の評価者間信頼性は良好であると結論した。また,5名の評価者の信頼性が相対的に低かったのは,信頼性検討を開始する前のQLSトレーニングが少なかったためであると考えた。

このように,QLSは,評価尺度としての信頼性は比較的良好であり,臨床的使用に十分耐えるものであると考えられる。また,この結果は,QLSの予備知識がない精神科従事者でも,3時間程度のトレーニングに参加すれば,かなり信頼性のあるQLS評価が行えることを示唆しており,QLSの本文にも記載されているように,QLSの使用法を習得することは容易であることが確認されたと考えられる。

QLS日本語版の評価者間信頼性については,第4章を参照されたい。

QLSの妥当性[9]

QLSの各評価項目は,精神分裂病の欠損症候群の重要な症状を考慮して選択され,概念的には次の4つの因子,(1)精神内界の基礎,(2)対人関係,(3)仕事・学校・家事などの役割遂行,(4)一般的所持品と活動,に分けられている。

精神内界の基礎(評価項目13〜17と20,21)は,精神分裂病の欠損症状の中核周辺にしばしば認められる認知・意欲・感情などの精神内界の構成要素について臨床的に評点する

ものである．そのために，患者の目的意識・意欲・好奇心・共感・快感消失・感情的交流を評価する．これらの能力は，いわば建築に用いられるブロックのようなもので，これらから対人機能および仕事・学校・家事などの役割機能が作られる．これらの領域に欠陥があれば，他の3つの因子の障害にも影響が現れる．

　第2の因子・対人関係（評価項目1～8）は，対人および社会的経験の様々な局面と関係するものである．項目の多くは，他の人々との交際の量や頻度を評価するだけでなく，親密さを作れる能力，活動への参加が自発的か受動的か，回避や引きこもりの傾向があるか，などの複雑な判断を要求している．これらの項目は，家族や友人・知人との対人関係，さらには，社会的イニシアティブ，社会的活動，社会的引きこもり，性的関係についての機能を含む社会的ネットワークや交流に焦点を当てている．

　仕事・学校・家事などの役割遂行（評価項目9～12）は，労働者・学生・家事専従者や親としての役割に焦点を当てている．役割機能程度の評価に加えて，達成度，被験者の能力や与えられた機会がどの程度活用されているか，これらの役割によって得られる満足感がどれくらいあるか評点する．

　最後の因子は，一般的所持品と活動（項目18，19）である．これは最近2週間についての評価であり，社会への積極的な参加は，一般的所持品を有し定期的活動に参加することに反映されるという仮定に基づいている．もちろん，これらの所持品の全部をすべての人々が所有しているわけではないが，多数が欠けているということは毎日の生活へのかかわり合いに何らかの障害が存在することを意味している．

　このようなQLSの構成概念の妥当性を検証するために，著者らは，111名分のQLSデータを主成分分析した後バリマックス回転を行い，QLSの因子構造について検討した[9]．

　対象は，精神分裂病と臨床診断された外来患者111名であり，うち93％はResearch Diagnostic Criteriaの精神分裂性障害または分裂感情障害の診断基準を満たした．対象患者には入院歴があり，その多くは最近病院を退院し，85％は，慢性または亜慢性と診断され，複数の入院歴が認められた．初回入院までの平均罹病期間は5.0年（分布範囲は0～29年）であり，53％は男性で，平均年齢は29.0歳（分布範囲は18～47歳）だった．対象患者のQLS各評価項目の平均得点は，安定した慢性患者において予測されたように，最低2.10点（「12. 満足感」）から最高3.97点（「18. 一般的所持品」）の7段階尺度の中間の得点領域に分布し，対象患者に中等度であるが明らかに障害のあることが示された（表4）．

　これらのデータを主成分分析しバリマックス回転したところ，表5のような因子構造が確かめられた．これらの4因子によってQLSの分散の73％が説明された．また，各因子の分散は，それぞれ，対人関係52％・役割遂行9％・精神内界7％・所持品6％であった．

表4 精神分裂病患者111名のQuality of Life評価尺度各項目の平均得点と標準偏差(SD)

因子と評価項目	平均得点（SD）
対人関係	
1．家族	3.50(1.69)
2．友人	2.36(1.79)
3．知人	2.47(1.58)
4．社会的活動	2.69(1.33)
5．社会的ネットワーク	2.80(1.07)
6．社会的イニシアティブ	2.82(1.57)
7．社会的引きこもり	3.52(1.51)
8．性的関係	2.47(1.55)
仕事・学校・家事などの役割遂行	
9．程度	2.93(2.11)
10．達成度	2.55(1.55)
11．能力活用不足	2.36(1.76)
12．満足感	2.10(1.96)
精神内界の基礎	
13．目的意識	2.37(1.31)
14．意欲	2.79(1.34)
15．好奇心	3.20(1.29)
16．快感消失	3.63(1.55)
17．時間の利用	3.30(1.68)
20．共感	3.48(1.29)
21．感情的交流	3.86(1.35)
一般的所持品と活動	
18．一般的所持品	3.97(1.67)
19．一般的活動	3.38(1.55)

(Heinrichs ら[9]より引用)

表5　精神分裂病患者111名のQuality of Life評価尺度の因子構造

因子と評価項目	第1因子	第2因子	第3因子	第4因子
精神内界の基礎				
13. 目的意識	.27	.58[1]	.40	.14
14. 意欲	.46	.63[1]	.35	.13
15. 好奇心	.31	.14	.46[1]	.16
16. 快感消失	.58[1]	.27	.44	.08
17. 時間の利用	.44	.59[1]	.27	.25
20. 共感	.21	.23	.73[1]	.21
21. 感情的交流	.14	.21	.74[1]	.02
対人関係				
1. 家族	.44[1]	.31	.41	.15
2. 友人	.72[1]	.23	.30	.13
3. 知人	.89[1]	.17	.02	.05
4. 社会的活動	.82[1]	.18	.18	.17
5. 社会的ネットワーク	.58[1]	.24	.36	.06
6. 社会的イニシアティブ	.85[1]	.20	.13	.18
7. 社会的引きこもり	.76[1]	.23	.25	.14
8. 性的関係	.53[1]	.27	.16	.00
仕事・学校・家事などの役割遂行				
9. 程度	.16	.85[1]	.16	.16
10. 達成度	.22	.77[1]	.26	.20
11. 能力活用不足	.25	.88[1]	.11	.09
12. 満足感	.28	.80[1]	.19	.10
一般的所持品と活動				
18. 一般的所持品	.01	.35	.14	.55[1]
19. 一般的活動	.36	.15	.18	.90[1]

[1] その評価項目が負荷した因子　　　　　　　　　　　（Heinrichsら[9]より引用）

表6　女性精神分裂病患者52名のQuality of Life評価尺度の因子構造

因子と評価項目	第1因子	第2因子	第3因子	第4因子
精神内界の基礎				
13. 目的意識	.15	.50	.53[1]	.23
14. 意欲	.45	.68[1]	.30	.15
15. 好奇心	.22	.04	.65[1]	.12
16. 快感消失	.51[1]	.32	.42	.06
17. 時間の利用	.27	.63[1]	.21	.34
20. 共感	.08	.25	.65[1]	.14
21. 感情的交流	.10	.15	.79[1]	.04
対人関係				
1. 家族	.46[1]	.41	.42	−.06
2. 友人	.71[1]	.16	.39	.14
3. 知人	.86[1]	.23	.01	.20
4. 社会的活動	.80[1]	.17	.05	.29
5. 社会的ネットワーク	.66[1]	.17	.38	.19
6. 社会的イニシアティブ	.86[1]	.24	.11	.26
7. 社会的引きこもり	.73[1]	.39	.23	.09
8. 性的関係	.56[1]	.31	.13	−.19
仕事・学校・家事などの役割遂行				
9. 程度	.20	.83[1]	.14	.27
10. 達成感	.37	.68[1]	.36	.20
11. 能力活用不足	.21	.95[1]	.05	.08
12. 満足感	.31	.77[1]	.24	.01
一般的所持品と活動				
18. 一般的所持品	.14	.35	.26	.52[1]
19. 一般的活動	.38	.20	.14	.66[1]

[1]その評価項目が負荷した因子　　　　　　　　　　　　　　（Heinrichsら[9]より引用）

機能を表す対人関係・役割遂行・所持品の3因子は，互いに区別されまとまりのある因子を形成した。この因子構造は，QLSの構成概念が妥当であり，選択された各項目が適切であることを示すものである。

　対人関係の「1．家族」の因子負荷量は相対的に低く，「1．家族」は，対人関係の他の7つの項目とそれほど強く関連していなかった（表5）。これは，家族との関係は非常に強いのに他の人々との交際がほとんどない患者の一群や，逆に，全体としてはある程度適切な対人関係が形成されているのに家族との関係には困難を示す患者の一群が対象中に含まれていることを反映したものである。臨床的には，このような患者はよく認められる。また，「8．性的関係」も対人関係の他の項目とそれほど強く関連していなかったが，「1．家族」と同じように，性的な適応は，患者の全体的な対人能力と比較的一致しにくいことを示唆していると考えられる。

　精神内界の各評価項目は，予想されたように，互いにまとまって1つの因子を形成するものではなかった。これらの項目は様々な精神内界の要素を捉えるために作られたため，同じ機能次元に関係した対人関係・役割遂行・所持品の評価項目のように，1つの因子を分け合う必要はないと考えられる。精神内界の各評価項目とこれらの機能次元との関係については，精神内界項目がこれら機能次元に様々な程度で関与することが期待されるために，興味をより強く引かれる。

　精神内界項目は，表5のように3つの因子に分けられた。「13．目的意識」・「14．意欲」・「17．時間の利用」の3項目は，役割遂行因子に負荷された。これは，仕事やキャリアによって主に達成されるべき目標・将来の計画・意欲を明確に表現する患者の性質を反映するものかもしれない。一方，「16．快感消失」は，対人関係因子に負荷された。したがって，他の多くの外的要因（例えば，経済的な必要性や社会的プレッシャーなど）が仕事・学校・家事などの役割遂行機能にとって重要であるのに対して，それから喜びや満足感を引き出す能力は，対人機能と関係したものと考えられた。「20．共感」・「21．感情的交流」・「15．好奇心」の精神内界の残りの3項目は，機能次元の因子に一緒に負荷されるのではなく独自の因子に負荷された。これらは，外的な機能評価と明確な関連のない項目であり，患者の内的生活や表現の豊かさ・満足にもっとも強く関わる項目かもしれない。

　QLSの因子構造を女性（表6）および男性（表7）についてそれぞれ別に検討したところ，各因子負荷量の大きさとパターンの類似性は明らかであった。この類似性を反映して，因子負荷量の男女間の一致係数（coefficients of congruence；CC値）は，それぞれ，精神内界0.96・対人関係0.96・役割遂行0.92・所持品0.81と高かった。3つの機能次元に含まれる評価項目は，性別の検討においても，3つの別々の因子を予想するものとして負

表7　男性精神分裂病患者59名の Quality of Life 評価尺度の因子構造

因子と評価項目	第1因子	第2因子	第3因子	第4因子
精神内界の基礎				
13. 目的意識	.37	.62[1]	.23	.12
14. 意欲	.44	.58[1]	.37	.16
15. 好奇心	.50[1]	.30	.26	.11
16. 快感消失	.63[1]	.23	.41	.07
17. 時間の利用	.59[1]	.58	.21	.19
20. 共感	.32	.20	.79[1]	.29
21. 感情的交流	.16	.25	.68[1]	.03
対人関係				
1. 家族	.43[1]	.19	.40	.31
2. 友人	.77[1]	.30	.14	.13
3. 知人	.86[1]	.10	.07	−.09
4. 社会的活動	.85[1]	.19	.22	.09
5. 社会的ネットワーク	.45[1]	.25	.39	−.04
6. 社会的イニシアティブ	.82[1]	.16	.10	.13
7. 社会的引きこもり	.78[1]	.03	.26	.22
8. 性的関係	.53[1]	.24	.12	.09
仕事・学校・家事などの役割遂行				
9. 程度	.11	.88[1]	.15	.11
10. 達成感	.10	.83[1]	.17	.20
11. 能力活用不足	.26	.83[1]	.15	.09
12. 満足感	.21	.84[1]	.14	.16
一般的所持品と活動				
18. 一般的所持品	−.05	.33	.06	.70[1]
19. 一般的活動	.38	.15	.20	.84[1]

[1] その評価項目が負荷した因子

(Heinrichs ら[9]より引用)

荷された。精神内界項目については，しかしながら，いくつかの性差が認められた。女性では，「13. 目的意識」は，役割遂行因子と実質的な関連を示すものの「15. 好奇心」・「20. 共感」・「21. 感情的交流」と同じ第3因子にもっとも強く負荷された。したがって，この調査では，女性の目的意識は，仕事やキャリアに関連するだけのものではなく，より総合的で包括的な概念であると考えられた。男性では，「15. 好奇心」は，対人関係因子に負荷されたが，この項目は，おそらく，より外向的な活動に関連した興味を男性においては反映するためと考えられた。また，「17. 時間の利用」は，女性の場合と同様に役割遂行因子と関連するだけでなく，対人関係因子にも負荷された。これは，内的に受動的であるにもかかわらず対人的なかかわり合いを維持することが女性においては比較的容易であるという社会的な差異によるものであろう。男性の社会的かかわり合いには，イニシアティブをより強く要求され，無為に過ごす傾向があれば，この機能はより強く障害されるものと考えられる。さらに，活動の場の大部分が家庭であるような女性では，活動水準と社会的交流にほとんど関連性が認められない可能性もある。

　QLSの並存的妥当性[18]については，HeinrichsらQLSの原著者による報告は行われていないため，ここでは，Meltzerら[17]およびBellackら[4]が報告したデータをもとに検討したい。Meltzerらは，治療抵抗性精神分裂病患者38名に対して，非定型抗精神病薬・クロザピンの臨床試験を行い，QLS得点とBrief Psychiatric Rating Scale（BPRS）の総得点・陽性症状尺度および陰性症状尺度得点の相関について報告した[17]。陽性症状尺度は，猜疑心・幻覚・思考解体・思考内容の異常の4項目から構成されるBPRSの下位尺度であり，陰性症状尺度は，同じく，感情的引きこもり・運動減退・情動鈍麻・見当識障害の4項目から構成される下位尺度である。これによると，クロザピン投与前の各尺度得点基準値のSpearman順位相関は，BPRS総得点とQLS各得点の間でもっとも強く認められ，次いで，陰性症状尺度得点とQLS各得点の間で認められたが，陽性症状尺度得点との間では，相関は弱いか統計学的に有意とはいえないものであった（表8）。ところが，6カ月後のそれぞれの尺度得点の相関は，BPRS総得点とQLSの所持品を除く各尺度得点の間で弱い相関を認めただけだった（表9）。以上の結果は，QLSの得点は，包括的な精神病理症状と陰性症状の重症度を反映することを示しているが，同時に，6カ月間のクロザピンによる抗精神病薬療法によってQLS得点と精神病理症状は，同じような変化を示すものではないということも示唆している。

　また，Bellackらは，Andreasenの陰性分裂病患者21名・非陰性分裂病患者37名・慢性感情障害患者33名・健康対照者20名の計111名を対象として行った調査において，QLS得点と陰性症状評価尺度Scale for the Assessment of Negative Symptoms（SANS）得点の

表8 Quality of Life 評価尺度（QLS）と Brief Psychiatric Rating Scale（BPRS）の基準値の Spearman 相関係数（患者38名）

BPRS 得点 基準値	QLS 得点基準値				
	QLS 総得点	対人 関係	役割 遂行	精神 内界	所持品
BPRS 総得点	-.61*****	-.51****	-.59*****	-.51****	-.60*****
陽性症状尺度得点	-.35*	-.23	-.39*	-.33*	-.29
陰性症状尺度得点	-.57****	-.49**	-.46**	-.45**	-.54****

*p<.05, **p<.01, ****p<.001, *****p<.0001　　　　　　　　　　　（Meltzer[17]らより引用）

表9 Quality of Life 評価尺度（QLS）と Brief Psychiatric Rating Scale（BPRS）の6カ月値の Spearman 相関係数（患者38名）

BPRS 得点 6カ月値	QLS 得点6カ月値				
	QLS 総得点	対人 関係	役割 遂行	精神 内界	所持品
BPRS 総得点	-.39*	-.34*	-.35*	-.43**	-.14
陽性症状尺度得点	-.31	-.32	-.26	-.32	-.25
陰性症状尺度得点	-.26	-.26	-.20	-.31	-.25

*p<.05, **p<.01　　　　　　　　　　　（Meltzer ら[17]より引用）

表10 Quality of Life 評価尺度（QLS）と Scale for the Assessment of Negative Symptoms（SANS）の Pearson 相関係数

	情動の 平板化	思考の貧困	意欲・発動性欠如	快感消失・ 非社交性	注意の 障害
対人関係	-0.54**	-0.22	-0.53**	-0.83**	-0.36*
役割遂行	-0.28	-0.24	-0.53**	-0.43**	-0.33*
精神内界	-0.58**	-0.48**	-0.75**	-0.74**	-0.52**
所持品	-0.08	-0.28	-0.40**	-0.16	-0.18

*p<0.01, **p<0.001　　　　　　　　　　　（Bellack ら[4]より一部削除して引用）

相関について報告している[4]（表10）。これによると，QLSの各尺度得点は，「情動の平板化」・「思考の貧困」・「意欲・発動性欠如」・「快感消失・非社交性」・「注意の障害」の5つのSANSの陰性症状と概して良好な相関を示し，特に，欠損症状を評価するためのQLSの精神内界因子は，SANSのどの症状とも高い相関を示した。しかし，「対人関係」と「思考の貧困」・「役割遂行」と「情動の平板化」・「役割遂行」と「思考の貧困」の相関は低く，また，所持品とSANSの5つの陰性症状の相関は，「意欲・発動性欠如」を除いて低かった。

これらの2つの研究から示唆されるのは，QLSは，他の陰性症状評価尺度と同じように，精神分裂病の陰性症状を捉えるための評価尺度として位置づけることができる[11]が，他の陰性症状評価尺度と全く同一のものではない，ということである。これは，QLSの評価領域に，欠損症状だけでなく所持品・役割遂行・対人関係の各因子に投影された機能の評価も含まれているためと考えられる。

最後に，QLSのface validity[14]について，Heinrichsらの論文[9]とQLSの本文に基づいて考察したい。（著者注：face validityは，ある評価尺度や評価項目が従来の臨床的常識に照らして，もっともなものであるかどうかを示す[14]妥当性概念の1つであり，内容的妥当性概念と一部重なるものである[19]。）

なお，QLSの成立過程について詳細は示されていないため，HeinrichsらがQLSの21の評価項目をどのような過程で選択したかは不明である。しかし，QLSは，Kraepelinの精神分裂病仮説を基盤にしたCarpenterらの欠損症状概念に基づいて作成されたオリジナル性の比較的高い評価尺度であるため，既存の他の評価尺度を改良・発展して作成された評価尺度のように，参照した研究や評価尺度を示してQLSの内容的妥当性を示す必要性は相対的には低いものと考えられる。

WHOでは，「個人が生活している文化や価値制度の中で，目標・期待・規準・関心について自分が人生のどのような位置にいると認知するか」とquality of lifeを定義し，quality of lifeの評価において，最終的には個人の認知が要点であることを提案している[21,23]。また，精神分裂病患者のquality of lifeについて詳細に検討した米国のLehmanは，患者のwell-beingは，個人的特性・様々な生活領域についての客観的生活状況・それに対する満足感の結果として生じる体験であるとして，quality of lifeの評価において，患者の主観的評価を行うことが重要であることを指摘している[15]。このように，quality of lifeの評価においては，患者が自分自身をどう捉えているか測定することが重要であり，もし患者自身の考えを抜きにquality of lifeを評価すれば，quality of lifeの本質を見失う可能性があるかもしれない。

一方，QLSでは，あらかじめ規定された0〜6点の7段階の評点基準をもとに各評価項目を評点し，その得点が高ければ高いほど患者のquality of lifeは高いと意味づけている。

例えば「1．家族」の項目では，次のように評点基準がQLS本文中に示されている。
0— 親密さはほとんどない
1—
2— 親密なかかわり合いは希薄で，断続的なものに過ぎない
3—
4— 親密なかかわり合いはある程度一貫して認められるが，その広がりや強さは少ない，あるいは親密さは時折認められるだけである
5—
6— 同居人やごく近い家族との間で，親密な関係が適度に形作られている

このように，QLSの「1．家族」の項目では，対象患者とごく近い家族または同居人との関係がどれくらい親密であるかによって家族関係のquality of lifeを評価しようとしている。もし患者と家族の関係が冷淡で疎遠で拒絶的で会話も全く成立しないような関係であれば，この評価項目の評点は，QLSの評点基準に従って0点とすべきである。しかし，患者がこのような家族との関係を，例えば，不干渉や放任と受けとめていたり，家族との会話によって生じるストレスがないために，かえって快適に感じているような場合，家族関係に対する患者の自己評価は「満足したもの」として評価される可能性がある。つまり，QLSでは，患者の主観的評価とQLSの評点基準に従った客観的評価との間にギャップが存在しても，そのギャップを十分に評価できるものではないと考えられる。
しかし，QLSの「12．満足感」は，対象患者の自己評価に基づいて評点を行う項目であり，その評点基準は，QLS本文中に次のように示されている。

0— 仕事・学校・家事などの役割について不愉快や不満に満ちている
1—
2— 不愉快や不満はほとんどあるいは全く認めないが，その役割によって楽しみや達成感も得られない，退屈しているのがかなり明らかである
3—
4— 不満はほとんどあるいは全く認められず，仕事にはなんらかの限定的な楽しみを持っている

5 ―
6 ― かなり一貫した達成感や満足を感じている，この場合でもいくつかの限局した不平は存在するかもしれない

　このように，「12. 満足感」は，患者の主観的評価がQLSの得点に反映されると考えられる項目であるが，この評点基準は，仕事・学校・家事などの役割遂行をどれくらい重視しているかのような各個人の価値観よりも機能評価の側面が強調されている。

　QLSは，精神分裂病の欠損症状の評価と，それが元になって生じた対人関係や仕事などの患者の生活の様々な局面の機能低下の評価とを1つの評価尺度中に組み込んだものであり，全体として **Quality of Life** Scale という名称が与えられ，quality of life を評価する尺度として取り扱われている。しかし，意欲低下・無為・好奇心の喪失・快感消失・情動鈍麻などの精神分裂病の欠損症状が患者の社会的機能を損なうということについては直観的にも理解しやすいが，患者の機能水準が低いと quality of life も低くなるという点については，必ずしもそうではない場合があることを我々は臨床的に経験している。

　しかしながら，臨床場面では，次のようなこともしばしば経験させられる事実である。例えば，最近の友人関係（「2. 友人」）について質問された患者の幾人かは，10数年も前の中学・高校時代の旧友との関係について話す。いまでは会ってもせいぜい1年に1回位の友人のことをごく親しい友人として捉えている。また，将来の計画（「13. 目的意識」）について質問された患者が5年後に天皇になれるという現実離れした計画を確信している。このような患者は，これらの評価項目に関する自己評価は高いかもしれないが，常識的に考えて，友人関係も目的意識も乏しいものと考えられる。また，社会で普通の生活を営むのに不可欠な持ち物（「18. 一般的所持品」）を全く所有せず，経済的・衛生的にも最低レベルの生活しか営めない患者が，その生活について自己満足しているからといって精神保健関係者はその人を放置してよい，ということにはならないであろう。

　このように，自分自身の状況や状態を客観的に位置づけることが困難な認知機能が障害された精神疾患患者に対して quality of life の評価を実施する場合，個人の認知を重視して行う評価法は現実的でない場合がある。むしろ，このような場合には，QLSのように quality of life を本人の判断ではなく外的評点基準に基づいて客観的に評価したり，患者のことをよく理解し患者の意見や状況を代弁できる身近な家族などに対して調査を行うべきであろう。

　亀井・高柳は，精神障害者の quality of life の自己評価には，他科と異なる問題として2点があることを指摘している[10]。第1の問題として，彼らは，同意能力を「概ね平均的

な義務教育終了程度の知的機能に基づく，少なくともある程度合理的な意思決定をなし得る能力であり，精神医学的には，自己の病とその程度，およびそれより生じる問題について現実検討できる能力である」と定義し，精神障害者の quality of life に主観的評価を持ち込む場合，同意能力のない患者では自己評価は困難であることを指摘している。また，第2の問題として，精神分裂病では，自閉・自発性低下・非社交性などの陰性症状は，病状であると同時に，自らの選択であるかもしれず，身体的指標のように一般的にはこうあるべきだという想定のもとに患者の自己評価を分析することは困難であることを指摘している。これらは，QLSの対象になるような患者の主観的評価の困難さについて我々が感じていた印象をよく表現していると思う。

以上のことから，患者の自己評価よりも親密さの程度（「1．家族」の評点基準）や仕事量（「9．程度」の評点基準）などを規定した評価基準に基づいて quality of life を客観的に評価する QLS のような評価尺度は，精神分裂病患者の quality of life 評価の一方法論として認められるべきであると考える。この点を承認するならば，QLSの得点が高いことを quality of life が高いことに換言するとき我々が感じる抵抗も少なくなると思われる。

ある構成概念は，その評価に用いられた評価尺度の枠から出られないものである。QLSの使用者は，この尺度が測定した quality of life は，QLS から見た quality of life であることに十分配慮し，この評価尺度を臨床に活用していただきたいと考える。

QLS評価を体験した者は，結果として患者のかなり個人的な生活に立ち入ることになり，今まであまり意識しなかった患者の生き方や考え方または生活についての意外な側面を発見することになる。臨床家にとって，このような経験は貴重であり，患者を症例としてではなく，より人間的な存在として意識する機会になると思われる。我々は，このような予期せぬ効果こそ，いま新たに quality of life の評価を臨床的指標として導入する1つの決して見逃すことのできない利益であると考えている。

文　献

1) Andreasen, N. C. : Negative Symptoms in Schizophrenia. Arch. Gen. Psychiatry, 39 : 784-788, 1982.
2) Andreasen, N. C. and Olsen, S. : Negative vesus Positive Schizophrenia. Arch. Gen. Psychiatry, 39 : 789-794, 1982.
3) Andreasen, N. C.（岡崎祐士，安西信雄，太田敏男，他訳）：陰性症状評価尺度（SANS）．臨床精神医学，13：999-1010, 1984.
4) Bellack, A. S., Morrison, R. L., Wixted, J. T. et al. : An Analysis of Social Competence in Schizophrenia. Br. J. Psychiatry, 156 : 809-818, 1990.

5) Carpenter, W. T., Jr., Heinrichs, D. W. and Alphs, L. D. : Treatment of Negative Symptoms. Schizophr. Bull., 11 : 440-452, 1985. (栗秋要訳：陰性症状の治療．栗秋要，吉原林訳：精神分裂病の陰性症状，pp65-73, 星和書店，東京，1986)
6) Carpenter, W. T., Jr., Heinrichs, D. W. and Wagman, A. M. I. : Deficit and Nondeficit Forms of Schizophrenia : The Concept. Am. J. Psychiatry, 145 : 578-583, 1988.
7) Crow, T. J. : Molecular Pathology of Schizophrenia : More Than One Disease Process ? BMJ, 12, January : 66-68, 1980.
8) Heinrichs, D. W., Carpenter, W. T., Jr. and Hanlon, T. : The Quality of Life Schedule. Unpublished Manuscript, Maryland Psychiatric Research Center, Baltimore, 1980.
9) Heinrichs, D. W., Hanlon, T. E. and Carpenter, W. T., Jr. : The Quality of Life Scale : An Instrument for Rating the Schizophrenic Deficit Syndrome. Schizophr. Bull., 3 : 388-398, 1984.
10) 亀井啓輔, 高柳功：精神障害者の QOL, 予備的調査の集計結果．精神医療における QOL の評価に関する研究, 平成 5 年度厚生科学研究分担研究報告書, pp. 23-28, 1994.
11) Kay, S. R. (藤原妙子, 岡崎祐士訳)：陰性症状の評価法．精神科診断学, 1 : 331-338, 1990.
12) Kirkpatrick, B., Buchanan, R. W., McKenney, P. D. et al. : The Schedule for the Deficit Syndrome : An Instrument for Research in Schizophrenia. Psychiatry Res., 30 : 119-123, 1989.
13) Kirkpatrick, B., Buchanan, R. W., Alphs, L. D. et al. (鈴木映二, 神庭重信, 芦刈伊世子, 他訳)：The Schedule for the Deficit Syndrome (SDS) 日本語版．精神科診断学, 4 : 361-368, 1993.
14) 北村俊則：精神症状測定の理論と実際．海鳴社，東京，1988.
15) Lehman, A. F. : The Well-Being of Chronic Mental Patients : Assessing Their Quality of Life. Arch. Gen. Psychiatry, 40 : 369-373, 1983.
16) Malm, U., May, R. A. and Dencker, S. J. : Evaluation of Quality of Life of the Schizophrenic Outpatients : A Checklist. Schizophr. Bull., 7 : 477-487, 1981.
17) Meltzer, H. Y., Burnett, R. N., Bastani, B. et al. : Effects of Six Months of Clozapine Treatment on Quality of Life of Chronic Schizophrenic Patients. Hosp. Community Psychiatry, 41 : 892-897, 1990.
18) 宮田量治：臨床症状評価尺度の基礎理論．CLINICAL NEUROSCIENCE, 10 : 1344-1348, 1992.
19) Nunnally, J. C. and Bernstein, I H. : Psychometric Theory. 3rd ed. McGraw-Hill Inc. New York, 1994.
20) 鈴木映二, 神庭重信, 丹生谷正史, 他：Deficit Syndrome の診断基準とその日本語版の信頼性．精神医学, 35 : 1097-1103, 1993.
21) 高柳功：WHO の QOL 評価について, WHOQOL 開発への経過．精神医療における QOL の評価に関する研究, 平成 5 年度厚生科学研究分担研究報告書, pp. 39-43, 1994.
22) 立山萬里：分裂病の症状学と"多次元療法"．浅井昌弘, 八木剛平監修：精神分裂病治療の

ストラテジー，薬物療法と精神療法の接点を求めて．pp1-51, 国際医書出版，東京, 1991.
23) WHOQOL Group : Study Protocol for the World Health Organization Project to Develop a Quality of Life Assessment Instrument (WHOQOL). Quality of Life Research, 2 : 153-159. 1993.

第 2 章
「Quality of Life 評価尺度」

Douglas W. Heinrichs,
Thomas E. Hanlon and
William T. Carpenter, Jr. 著
宮田量治,藤井康男 訳

　精神分裂病の経過と治療反応性の研究において欠損症状に対する関心がますます強くなっている。しかし,多くの臨床試験で使用されている臨床評価尺度は,主に精神病症状に焦点を当てている。連合弛緩,幻覚,妄想などの精神病症状は劇的であり,分裂病患者の社会生活を破壊してしまうような症状である。このような精神病理症状は,精神分裂病の分類にとって特に重要であり,抗精神病薬による薬物療法に反応しやすいことが明らかになっている。したがって,精神分裂病の臨床像やその経時変化を評価するために作られた研究方法論においては精神病症状に特に力点が置かれているのは当然である。

　しかし,多くの患者では,精神病症状の変動が起こるのは,精神内界,対人関係あるいは仕事・学校・家事などの役割遂行における明らかな機能障害によって形作られる変化に乏しい背景の元においてである。病前,病初期,病後の機能欠損の間には明らかにかなりの連続性がある。持続して存在する陰性症状,と定義されるこれらの機能障害は,欠損症状といわれ,精神病症状と比較するとあまり劇的とは言えず正確に記述することは困難であるが,精神分裂病のもっとも重大な障害である。もちろん,社会的機能や仕事・学校・家事などの役割遂行における機能欠損は,精神分裂病の中核的な特徴を反映すると同時に,陽性症状,制限された身体状況や生活環境などを含むいくつかの原因によって生じうることを忘れてはならない。

　多くの患者の精神病症状をコントロールすることが可能になり,患者を社会復帰させることが強調されてきたために,精神分裂病の経過や治療反応性に関する研究では欠損症状や機能障害の評価に注目が集まるようになった。また,最近の治療戦略では欠損症状に対する治療効果が期待されるため,欠損状態を注意深く評価することにさらに関心が集まっている。

　Maryland Psychiatric Research Center の Heinrichs 博士,Carpenter 博士,Hanlon 博

士によって開発された **Quality of Life Scale**（QLS）は，半構造化面接によって被験者から得られる情報に基づいて評価する21項目の評価尺度である。これによって，精神分裂病患者の欠損症状が評価され，精神症状や治療反応性の測定に現在使用できるいくつかの評価尺度の重大な欠陥を補うことができるだろう。この評価尺度は，非入院精神分裂病患者の現在の機能を評価するために作成されたものであり，活発な精神病症状や入院必要性の有無に関係しない。評価されるのは，患者の個人的体験の豊富さや対人関係の質，仕事・学校・家事などの役割における生産性についてである。

　QLSによって，過去4週間の症状や機能に関する情報が得られる。これは，一定のトレーニングを受けた臨床家によって使用されることが想定されており，終了するのに約45分必要である。このマニュアルに記載されているように，2項目を除く各項目はすべて7段階で評価され，それぞれ，臨床家あるいは面接者の判断が必要である。各項目は，(1)面接者が理解を深め，行うべき判断に焦点をしぼるための簡潔な説明，(2)面接者が被験者への調査を始める手がかりになるよう作成された想定質問，(3)1段階おきに説明が付されたアンカー付きの7段階尺度，の3部から構成されている。これらの説明は，項目によって異なっているが，尺度の高得点領域（5～6点）は正常あるいは機能障害のないこと，低得点領域（0～1点）は重篤な機能障害のあることを表している。

　面接者は，評点するための充分な根拠が得られるまで，それぞれの項目について詳しく調査するように指示されており，想定質問だけでなく個々の患者に合わせた質問を行うことが推奨される。したがって，面接者と患者の双方にとってこの面接を行うことは注意深い臨床面接を行うのと同様の体験となろう。ここに示された質問は単なる例に過ぎない。質問は必要に応じて変更したり補足すべきである。評価者はそれぞれの項目を充分検討して正確な臨床的判断を行わなければならない。この評価尺度の目的は，精神病理症状あるいは人格的欠陥に由来する能力の限界を評価することにある。外的要因が欠損症状に疑いなく明らかに関与している場合には，評価者によって補正を行わなければならない。すでに示したように，対人関係および仕事・学校・家事などの役割遂行における機能障害は，精神分裂病本来の欠損症状以外にも様々な原因が考えられるので，評価者はこのような点を考慮した評点を行わなければならない。例えば，社会的活動の減少が明らかに重度の身体的外傷のため生じていると考えられる場合，欠損症状が増加していると判断することはできない。

　QLSは，特に，日常生活の質に反映されるような精神分裂病の精神病理のより潜在的な側面を取り扱うために作成されたものである。したがって，病院などの施設以外で生活する患者を対象としている。快感消失や感情的交流などの項目は入院患者にも適応できる

が，社会的活動や性的関係などのいくつかの項目は入院体験そのものによって大きく影響されるし，仕事・学校・家事に関する項目などの他の項目は適応することができない。しかし，入院時に，入院前の欠損症状や役割遂行を評価するためであればQLSを使用することができる。この評価尺度を開発に導いたのは精神分裂病の欠損症候群である。そのため，使用範囲は精神分裂病患者に限られているが，適応を広げて慢性感情障害や人格障害のような診断群に対して使用しても臨床的に興味深いかもしれない。

この評価尺度の項目は精神分裂病の欠損症候群の重要な症状を考慮して選択され，概念的には，次の4つの因子，(1)精神内界の基礎，(2)対人関係，(3)仕事・学校・家事などの役割遂行，(4)一般的所持品と活動，に分けられる。

精神内界の基礎（評価項目13〜17と20, 21）は，精神分裂病の欠損症状の中核周辺にしばしば認められる認知，意欲，感情などの精神内界の構成要素について臨床的に評点するものである。そのために，患者の目的意識，意欲，好奇心，共感，快感消失，感情的交流を評価する。これらの能力は，いわば建築に用いられるブロックのようなもので，これらから対人機能および仕事・学校・家事などの役割機能が作られる。これらの領域に欠陥があれば，他の3つの因子の障害にも影響が現れる。

第2の因子・対人関係（評価項目1〜8）は，対人および社会的経験の様々な局面と関係するものである。項目の多くは，他の人々との交際の量や頻度を評価するだけでなく，親密さを作れる能力，活動への参加が自発的か受動的か，回避や引きこもりの傾向があるか，のような複雑な判断を要求している。これらの項目は，家族や友人・知人との対人関係，さらには，社会的イニシアティブ，社会的活動，社会的引きこもり，性的関係についての機能を含む社会的ネットワークや交流に焦点を当てている。

仕事・学校・家事などの役割遂行（評価項目9〜12）は，労働者・学生・家事専従者や親としての役割に焦点を当てている。役割機能程度の評価に加えて，達成度，被験者の能力や与えられた機会がどの程度活用されているか，これらの役割によって得られる満足感がどれくらいあるか評点する。

最後の因子は，一般的所持品と活動（項目18, 19）である。これは最近2週間についての評価であり，社会への積極的な参加は，一般的所持品を有し定期的活動に参加することに反映されるという仮定に基づいている。もちろん，これらの所持品の全部をすべての人々が所有しているわけではないが，多数が欠けているということは毎日の生活へのかかわり合いに何らかの障害が存在することを意味している。

QLSは，精神分裂病患者の治療に当たる臨床家によって主に行われる欠損症状に関する臨床的判断の標準化および定量化のために作成された。しかし，幅広い状況において潜

在的価値を持っている。既に述べたように，QLSは転帰の基準や変化の測定手段として使用することを主に想定したものである。欠損症状への影響は，治療的介入を評価したり疾病経過を検討したりする場合，一つの要因になりうるものである。臨床家が十分に信頼性のあるQLS使用法を習得することは容易であり，QLSそのものも比較的簡便であるため，研究・臨床上のどちらの目的においても，外来治療部門で患者の欠損症状の変動を監視するためにQLSは特に適している。しかしこれに加えて，精神分裂病患者のケアや研究でしばしば無視されている重要な臨床的判断を明確にすることによって，臨床研究におけるデータを豊かにするだけでなくトレーニングを強化する可能性もあるだろう。

QLSは精神病理症状を測定するための他の評価尺度と組み合わせる必要があることを強調しておく。QLSは精神病理症状を多くの重要な見地から測定することを目的にしていないが，一方では，QLSの評点の意味を正しく理解するために，これらの精神病理症状にも配慮することが必要である。欠損症候群にもっとも典型的と思われる項目がQLSのために選択されたが，患者の一般的臨床状態から外れるような疾病特異的な項目は含まれていない。既に存在する陽性・陰性症状の測定法と併用することによって，QLSは精神分裂病の病理のすべての領域にわたる注意深い評価を容易なものにし，その結果，この病気自体の影響とそれを治療しようとする努力を包括的に評価することを可能にしている。

QLSの精神測定法としての特徴について言えば，筆者およびこの使用法についてその後にトレーニングを受けた臨床家双方について，QLSの総得点と各因子得点の両方で十分な信頼性が得られている。その他のQLSの特性，理論的根拠や開発に関する情報については，Schizophrenia Bulletin 第10巻，388～398頁に収載されている［Qualtiy of Life Scale : An Instrument for Rating the Schizophrenic Deficit Syndrome］を参照していただきたい。

1990年11月

Quality of Life 評価尺度

　この評価尺度は，活発な精神病症状や入院必要性の有無に関係なく非入院精神分裂病患者の現在の機能を評価するために作成されたものである。これによって評価されるのは，患者の個人的体験の豊富さや対人関係の質，仕事・学校・家事などの役割における生産性についてである。

　評価は半構造化面接によって行う。各項目は3部から構成されている。まず面接者が理解を深め評価すべき変数に焦点をしぼるための短い説明が提示され，次いで被験者への調査を始める手がかりになるようないくつかの想定質問が提示される。最後に7段階の尺度が提示される。この尺度は，0，2，4，6点の4段階に面接者が評点を行いやすいように簡単な説明がつけられているが，他の3段階には説明はない。

　ここに示された質問は単なる例に過ぎない。質問は必要に応じて変更したり補足すべきである。評価者はそれぞれの項目を充分検討して正確な臨床的判断を行わなければならない。この評価尺度の目的は，精神病理症状あるいは人格的欠陥に由来するその人の能力の限界を評価することにある。外的要因が欠損症状に疑いなく明らかに関与している場合には，評価者によって補正を行わなければならない（例えば，重度の身体的外傷のため社会的活動が減少する場合）。

　すべての項目を評価すること。それぞれの項目の尺度の適切な数字に○印をつけること。

1．ごく近い家族や同居人との親密な関係を評価せよ

　この項目は，ごく近い家族または被験者が現在同居している人々との関係の親密さの程度を，明らかな相互の気づかいや交流をもとに評価するためのものである。

想定質問
あなたは，いま，同居している人や家族のなかで誰と特に親しくしていますか。

個人的なことをそれらの人たちに相談できますか。
どれくらいの時間，それらの人たちと話し合いましたか。
それらの人たちとはどんな関係ですか。
個人的なことをそれらの人たちはあなたに相談できますか。
どんなことをあなたは一緒にやりましたか。
家にいる時には，あなたは家族と一緒に過ごす時間が多かったですか，それとも大体は一人で過ごしましたか。

0 ― 親密さはほとんどない
1 ―
2 ― 親密なかかわり合いは希薄で，断続的なものに過ぎない
3 ―
4 ― 親密なかかわり合いはある程度一貫して認められるが，その広がりや強さは少ない，あるいは親密さは時折認められるだけである
5 ―
6 ― 同居人やごく近い家族との間で，親密な関係が適度に形作られている
_____
9 ― 一人暮らしやごく近い家族が近所にいない場合，ここに評点する

注意：（因子得点や総得点を算出する場合，この項目の得点は，項目2から項目8の平均点を割り当てること。）

2．親密な関係を評価せよ

この項目は，ごく近い家族や同居人以外の人々との関係の親密さを，明らかな相互の気づかいや交流をもとに評価するためのものである。精神保健に従事している人々との関係はここでは評価しない。

想定質問
ごく近い家族や同居人以外で特に親密にしている友人がいますか。
個人的なことをそれらの友人に相談できますか。
あなたには友人が何人いますか。

直接会ったり電話したりして，最近どれくらい友人と話をしましたか。
それらの友人とは今までどんな関係でしたか。
個人的なことをそれらの友人はあなたに相談できますか。

0 ― ほとんどない
1 ―
2 ― 希薄で，断続的なものに過ぎない
3 ―
4 ― 親密な関係はある程度一貫して認められるが，その頻度や強さは少ない，あるいは親密さは時折認められるだけである
5 ―
6 ― 二人以上の人と親密な関係が適度に形作られている

3．興味や活動を共にする知人を評価せよ

この項目は，互いに好意を持ち，共通の活動や関心を有するが，一つ前の項目で評価したような親密な感情の対象にはならない人々との関係を評価するためのものである。精神保健に従事している人々やごく近い家族や同居人との関係はここでは評価しない。

想定質問
とても親しい個人的な友人は別にして，一緒に何かして楽しかったと思えたような人たちがあなたにはいますか。
何人くらいそういう人たちがいましたか。
どのくらいの頻度でそういう人たちと集まりましたか。
一緒にどんなことをしましたか。
そういう人たちとはクラブやサークルのような集まりで一緒に過ごしたのですか。
一緒に仕事している人たちと昼食を食べに行ったり，仕事のあと出掛けたりして，仕事以外で特に会うようなことがありましたか。

0 ― ほとんどない
1 ―
2 ― 興味や活動を共にする知人はほとんどいないか，いてもごくたまに会う程度

3 —
4 — 興味や活動を共にする知人は数人いるが，会うのは時々で共有する活動にも制限がある
5 —
6 — 興味や活動を共にする知人との間に十分なかかわり合いがある

4．社会的活動の程度を評価せよ

　この項目は，楽しみのために他の人々と一緒に行う活動に対して，どの程度かかわり合いを持っているか評価するためのものである。例えば，仕事や学校など，楽しみのためではなく別の目的を達成するために行う活動はここでは評価しない。心理療法についてもここでは評価しない。

想定質問
他の人たちと一緒にして楽しかったと思えるような活動をあなたはどれくらいの頻度でしましたか。
それはどんなことでしたか。
クラブやサークルのような集まりに参加しましたか。

0 — ほとんどない
1 —
2 — 社会的活動に時折参加するが，定期的なものではない，またはごく近い家族や同居人との活動だけに限定されている
3 —
4 — いくつかの定期的な社会的活動に参加するが，その頻度や交際範囲に一定の限界がある
5 —
6 — 定期的な社会的活動は十分な水準に達している

5．社会的ネットワークを評価せよ

　この項目は，他の人々が被験者についてかかわっている程度，つまり，どれくらい被験

者の暮らしを気にかけているか，あるいはどれくらい被験者の行動について知っているかを評価するためのものである．精神保健に従事している人々との関係はここでは評価しない．

想定質問
あなたの幸福とか健康について気にかけてくれたり心配してくれる人がいますか．
何人くらいいましたか．
どんなことからそれらの人たちがあなたを気にかけてくれることが分かりましたか．
もしあなたに何か重要なことやはらはらするようなことが起こったら，誰のところに行ったり知らせたりするでしょうか．
食べ物や交通手段などの日常の事柄について，よく，あなたを心から援助してくれたり，現実的な助言をしてくれる人たちがあなたにはいますか．
もしあなたに何か起こったら，すがったり，頼ったりできる人がいますか．

0— ほとんどない
1—
2— 数やかかわり合いの程度は最小限である，または対象が家族に限定されている
3—
4— 社会的ネットワークにある程度のかかわり合いは存在するが，回数やかかわり合いの程度に一定の限界がある
5—
6— 社会的ネットワークの範囲やかかわり合いの程度はともに十分である

6．社会的イニシアティブを評価せよ

この項目は，他の人々との交流に注がれる被験者の積極性がどれくらいあるか評価するためのものである．何を，どれくらい，誰と行っているかについて評価する．

想定質問
あなたは何かするとき誰かを誘うことが多かったですか．それとも，誰かがあなたを誘ってくれるのを待つ方が多かったですか．
楽しいアイディアが浮かんだときに，他の誰かに声を掛けづらくて，それをあきらめた

ことが時にありましたか。
電話で誰かに連絡を取ったことがありましたか。
誰か協力してくれる人を一生懸命探したことがありましたか。
あなたは，いつもひとりで何かする方でしたか，それとも他の人たちと一緒にする方でしたか。

0— 社会的活動はほぼ完全に他の人々のイニシアティブに依存している
1—
2— 社会的イニシアティブを時折認めるが，受動的なために社会生活はかなり貧しいものになっている，あるいはイニシアティブの対象はごく近い家族に限定されている
3—
4— 社会的イニシアティブはある程度減少しているのは明らかであるが，被験者の社会的活動には不利な影響を最小限にしか及ぼさない
5—
6— 社会的イニシアティブは十分に認められる

7．社会的引きこもりを評価せよ

この項目は，不快さや無関心のために他の人々との交流を被験者がどれくらい自分から回避するかを評価するためのものである。

想定質問
他の人たちと一緒にいると不快な感じがありましたか。
他の人たちと一緒に何かしようという誘いを断わったことがありましたか。もし誘われたらどうしますか。
何もすることがない時でさえ断わりましたか。
電話が掛かってきても出ないことがありましたか。
そのことであなたの生活にどんな良くない影響があったでしょうか。
あなたが他の人たちと関わりを持つのは，何か自分がやろうと思ったことをやり遂げるのに必要な時だけでしたか。
家では自分だけで過ごしていましたか。

独りでいるほうが好きでしたか。

0 ─ 　他の人々とのすべてのかかわり合いを自分からほぼ回避している
1 ─
2 ─ 　他の人々とのかかわり合いが何か別の要求を満たすのに必要なら我慢できるが，かかわり合いそのものを目的とするようなことはほとんどない，あるいは引きこもりを示さないのはごく近い家族に限定されている
3 ─
4 ─ 　他の人々とのかかわり合いにある程度満足し喜びを感じるが，これを回避するため限定されたものになっている
5 ─
6 ─ 　明らかな社会的引きこもりは証明されない

8．性的関係を評価せよ

　この項目は，異性と成熟した親密な関係を築き，満足のゆくような性的活動をする能力を評価するためのものである。ここで用いられる表現は，被験者が異性との関係を好むことを前提としている。同性愛嗜好が一貫して明らかに認められるような被験者は，それに沿うように質問を言い換え，異性に対するものと同等に評価すること。

独身の人に対する想定質問
あなたが他の人たちと何かする時，女性（あるいは男性）も一緒ですか。
女性（あるいは男性）を避けたり，女性（男性）と付き合うのに不快な感じを受けたことがありましたか。
デートしましたか。
ひとりか，それ以上のガールフレンド（ボーイフレンド）がいましたか。
その人との関係には満足していましたか。
どれくらい深いお付き合いだったですか。
愛していましたか。
セックスをしましたか。
それには満足できましたか。
抱きしめたりキスしたりして愛情を体で表現しましたか。

既婚または同棲中の人への想定質問
ふたりの関係は幸せなものでしたか。
一緒にいろいろなことをしましたか。
一緒に沢山のことを話し合いましたか。
個人的な考えや感情について話し合いましたか。
喧嘩をよくしましたか。
あなたの性生活は満足できるものでしたか。
抱きしめたりキスしたりして愛情を体で表現しましたか。
彼女（彼）と離れがたい感じをもっていましたか。

0― 異性に対して関心なし，または自分から回避する
1―
2― 異性との交際はある程度限定されたもので，親密さはなく表面的である，または性行為は感情的関与のない肉体的発散のみを目的としたものである，または，その関係は大きく崩壊し，不満に満ち，感情的混乱が続いていることによって特徴づけられるものである
3―
4― 異性との関係はある程度の親密さがあり，感情がこもっていて，かなり満足できるものであり，ある程度の性的な表現や体での愛情表現がある
5―
6― いつも満足できる関係であり，感情的にも豊かで，親密さもあり，適切な性的な表現や体での愛情表現がある

9．仕事・学校・家事などの役割遂行の程度を評価せよ

　この項目は，被験者が仕事・学校・家事について行ったことを量的に評価するためのものである。仕事・学校・家事がうまく行えたか，あるいは完璧に行えたかどうかは評価に関係しない。家事専従者の場合は，自分の役割が標準的な作業効率を持った労働者のフルタイムの仕事に相当するのか，それともパートタイム程度なのかを考慮するべきである。就業していない人に対しては，自分に合った仕事を探そうとする活動に費やした時間を考慮すること。

想定質問
仕事してましたか。
週に何時間働きましたか。
仕事のほかに，学校にも通いましたか。
仕事のほかに，子供の世話や家事をしましたか。

学生への想定質問
どのような教育課程に在籍していましたか。
授業をどれくらい受けていましたか。
学校で過ごす時間は1週間にどれくらいでしたか。
学校のほかに，仕事や子供の世話や家事をしましたか。

家事専従者への想定質問
家事や家族の世話をどれくらいしましたか。
子育てをしていましたか。
家事であなたがやらなければならないことにどんなことがありましたか。
あなたがやらなければならない家事を他の人がどれくらい手伝ってくれましたか。

0— 役割遂行はほとんどない
1—
2— 半日仕事（ハーフタイム）より少ない時間
3—
4— 半日仕事（ハーフタイム）に相当する時間よりは多いが，フルタイムよりは少ない時間
5—
6— フルタイムかそれ以上

10．仕事・学校・家事などの達成度を評価せよ

　この項目は，被験者が行おうとした仕事・学校・家事などの役割遂行がどれくらい成功し達成されていたか評価するためのものである。

想定質問
給料や昇給，仕事に対する努力や責任感，雇用主による賞賛や叱責，同僚との協調性，欠勤，昇進あるいは降格，などについて被験者に質問すること。
学生の場合は，成績，履修課程の難しさ，教員による賞賛や叱責，他のクラスメイトとの協調性，出席率，課題の達成度，課外活動について質問すること。
家事専従者の場合は，料理，買物，皿洗い，掃除，洗濯，家計管理，子供の身体的な世話や精神的なかかわり方について質問すること。また，家事や子供の養育については，他の家族から受けた賞賛や批判についても被験者に質問すること。

0 — 役割を何も果たそうとしないか，役割遂行の程度があまりにも低いので，役割の継続が危まれる
1 —
2 — ようやくのことで，役割遂行のかなり低い達成レベルを保てる状態
3 —
4 — 一般的に見て適切な機能を果たしている
5 —
6 — 新しいあるいは前向きの成果をあげるなど極めて良好な機能を果たしている，あるいはいくつかの分野できわめて良好な機能を果たしている

11. 仕事・学校・家事などの能力活用不足の程度を評価せよ

　この項目は，被験者自身の能力や与えられた機会が仕事・学校・家事などの役割遂行の程度や達成度にどれくらい充分に活用されているか評価するためのものである。被験者の先天的能力，身体的ハンディキャップ，教育，経済・社会文化的な要因を配慮すること。明らかに，精神疾患や人格障害の直接の影響と考えられる能力低下については，被験者の能力を推定するとき考慮しないこと。

想定質問
この項目の評価には複雑な判断が必要である。被験者の能力や機会を明らかにするために必要があると思えばどんな質問でも行うこと。

0 — 被験者の能力は，ほとんどまったく活用されていない

1 ―
2 ― 能力を十分活用していないのは明らかである，または失業中であるが積極的に仕事を探している
3 ―
4 ― 現在の仕事は被験者の能力をいくぶん下回っている
5 ―
6 ― 現在の仕事は被験者の能力や機会につり合っている

12. 仕事・学校・家事などに対する満足感を評価せよ

この項目は，被験者が仕事・学校・家事などの役割の選択，遂行，およびそれを行う状況についてどれくらい満足しているか評価するためのものである。さらにここでは，被験者がどれくらい満足感，喜び，達成感を感じているかについても評価する。

想定質問
仕事（学校）が好きでしたか。
何かほかのことをする方が好きでしたか。
他のことをしようという計画がありますか。それはなぜですか。
自分の仕事をしていて，楽しさや達成感などのいい気持ちが持てますか。
仕事や学校はあなた自身にとって楽しいものでしたか。
仕事に熱中していますか。仕事に行くのを楽しみにしていますか。

0 ― 仕事・学校・家事などの役割について不愉快や不満に満ちている
1 ―
2 ― 不愉快や不満はほとんどあるいは全く認めないが，その役割によって楽しみや達成感も得られない，退屈しているのがかなり明らかである
3 ―
4 ― 不満はほとんどあるいは全く認められず，仕事にはなんらかの限定的な楽しみを持っている
5 ―
6 ― かなり一貫した達成感や満足を感じている，この場合でもいくつかの限局した不平は存在するかもしれない

9 ― 被験者が仕事・学校・家事などの役割遂行についてなんの関与もしていない場合，この質問は適用できない

注意：（項目9を2点以下と評点した場合，この項目は9点と評価すること。因子得点や総得点を算出する場合，この項目の得点は，項目9から項目11の平均点を割り当てること。）

13. 目的意識を評価せよ

　この項目は，被験者がどれくらい現実的で統合的な人生の目標を立てているか評価するためのものである。もし被験者の現在の生活がこのような目標をすでに反映している場合，目的意識が既に高いと判断することができるので，被験者がその生活を変えようとしているかどうかは評価に関係しない。

想定質問
あなたの生きがいは何ですか。
将来についていろいろ考えますか。
自分に何か目標を立ててきましたか。
今から数カ月後の生活や仕事の状況について何を期待していますか。
来年かそれ以降の生活について何か計画がありますか。例えば個人的なことや仕事に関連したことについてはどうですか。

0 ― 計画はない，あるいは計画は奇怪で，妄想的で，非現実的なものである
1 ―
2 ― 計画はあるが，曖昧で，どこか非現実的で，統合的ではない，あるいは被験者の生活にとってほとんど重要性のないものである
3 ―
4 ― 来年かそれ以降の現実的で簡潔な計画があるが，それが長期の人生設計にほとんど統合されていない
5 ―
6 ― 計画は，短期，長期ともに現実的かつ簡潔でよく統合されている

14. 意欲の程度を評価せよ

　この項目は，意欲が不十分なために，その人が目標に向けて行動を起こしたり，それを持続することがどれくらいできないか評価するためのものである。

想定質問
目標を達成するためにどんなことをしてきましたか。
最近ほかにどんなことに取り組みましたか。また，何かやり遂げましたか。
やりたいと思っていた仕事でも，ちょっと手が回らないから，しなかったということがありましたか。
それをしなかったために，あなたの日常生活に悪い影響がありましたか。
あなたにはどれくらい熱意がありましたか。
あなたには熱意やエネルギーや意欲が充分にありましたか。
あなたの生活は型にはまったようなものになりやすかったですか。
あなたはものごとを先のばしにしがちでしたか。

0 ― 意欲がないため，型どおりの日常生活にもかなり影響がある
1 ―
2 ― 生活を維持するために最低必要なことはできるが，意欲がないので，進歩や新たになにかをやり遂げることがかなり困難になっている
3 ―
4 ― 生活上の決まりきった要請には応じることができるし，ある程度の新しい成果も期待できるが，意欲が不足しているためにいくつかの分野で目標を達成することができない
5 ―
6 ― 意欲は不足していない

15. 好奇心を評価せよ

　この項目は，被験者が周囲にどれくらい関心をもっているか，あるいは自分に理解できないことをどれくらい質問するか評価するためのものである。幻覚や妄想あるいは他の精

神病症状について被験者が示す興味はここでは評価しない。しかし，精神病症状やなにか別の事に病的にとらわれることによって，これ以外の物事に対する好奇心や興味が制限されることがある。

想定質問
あなたはもっとよく知りたいこと，理解したいことについて，どれくらいの頻度で見たり人に聞いたりしましたか。
それはどんなことでしたか。
それらについてもっとよく知るために何かしましたか。詳しく話して下さい。
新聞を読んだりテレビやラジオのニュースを聞いていましたか。
最近の事件やスポーツの結果に何か関心がありましたか。
それに対してどれくらい好奇心を持ちましたか。

0 ― 新しい話題や出来事に対する好奇心や関心はほとんどない
1 ―
2 ― ある程度の好奇心を時に認めるが，思考や行動に結びつかない
3 ―
4 ― ある程度の好奇心があり，ある話題や興味あるものについて考えるのに時間を費し，それらについてもっと詳しく知るためになんらかの努力をする
5 ―
6 ― 多くの話題に対して好奇心があり，読んだり，質問したり，計画的に見に行ったりして，もっと詳しく知るためになんらかの努力をする

16. 快感消失を評価せよ

この項目は，楽しんだりユーモアを解する被験者の能力を評価するためのものである。焦燥感，号泣，著しい自暴自棄，無価値観など明らかな抑うつ症状群の結果として生じたものはここでは評価しない。しかし，快感消失が無気力や引きこもりに随伴する場合は（抑うつが無気力や引きこもりに影響している可能性はあるが），ここで評価すべきである。抑うつの有無やその快感消失への影響を確認するために，必要があると思えばどんな質問でも行うこと。快感消失と感情を表出する能力とは区別すべきで，後者はここでは評価しない。

想定質問
楽しく過ごすことができましたか。
何かしているときに，楽しんだり，満足することは多い方ですか。
楽しいことや笑いたくなるようなことをよくしますか。
楽しいはずのことがあまり楽しめなかったですか。あなたより他の人たちの方がもっと楽しんでいるように見えますか。
あなたは一日の大部分を退屈したり，無関心に過ごすことが多いですか。

0 ─ 楽しみやユーモアを体験することはほとんど不可能である
1 ─
2 ─ 散発的で，限定された楽しみやユーモアの体験はあるが，大体はこれらの能力が欠けている
3 ─
4 ─ 楽しみやユーモアを大体いつも体験しているが，その量や大きさは限定されている
5 ─
6 ─ 楽しむ能力の喪失は認められない，あるいは併発した抑うつや不安によって楽しむ能力の喪失を完全に説明することができる

17．時間の利用を評価せよ

　この項目は，日中居眠りしたり，ベッドで横になったり，何もせずに座っていたり，特に興味がないのにテレビやラジオの前で過ごしたり，目的なく無為に経過した時間を量的に評価するためのものである。

想定質問
部屋でごろごろしたりベッドで横になったりするだけで，何もしないで過ごす時間が多かったですか。
テレビを見たり音楽を聴いたりして過ごす時間が多かったですか。それは，実際，興味があったからですか，それとも他にすることがなかったからですか。
昼寝することが多かったですか。
そうやって何日くらい過ごしましたか。

あなたは時間をどんなふうに使いましたか。
あなたは時間を無駄づかいするほうでしたか。

0— 自分の時間の大部分を目的なく過ごす
1—
2— 自分の時間の半分くらいを目的なく過ごす
3—
4— 目的なく過ごすことがやや多いが，自分の時間の半分より少ない
5—
6— 休養をとるのに必要な程度以上に，目的なく過ごすことはない

18. 一般的所持品を評価せよ

この項目は，我々の社会で普通の生活を営むのに，いくつかの所持品を持っていることがほとんど常に必要であるという仮定に基づいている。

想定質問
ここでは，以下に列挙した12品目のそれぞれについて調査すること。

次の持ち物をあなたは身につけているか携帯していますか。
(1)財布
(2)鍵
(3)テレホンカード
(4)腕時計
(5)銀行のキャッシュカード
(6)スケジュール帳・アドレス帳・手帳

次の持ち物をあなたは家に備えていますか。
(1)電車の時刻表
(2)自分専用の目覚し時計
(3)櫛またはヘアブラシ
(4)大きめの鞄（かばん）

(5)図書館の利用カード
(6)郵便切手または官製葉書

0 ─ 一般的所持品がほとんどすべてない（0品目）
1 ─
2 ─ 一般的所持品がかなり欠けている（3～4品目）
3 ─
4 ─ 一般的所持品が中等度欠けている（7～8品目）
5 ─
6 ─ 一般的所持品の欠損はほとんど，または全くない（11～12品目）

19. 一般的活動を評価せよ

この項目は，我々の社会で普通の生活を営むのに，いくつかの活動を行うことがほとんど常に必要であるという仮定に基づいている。

想定質問
ここでは，以下に列挙した12項目のそれぞれについて調査すること。

最近2週間にあなたは次の活動をしましたか。
(1)新聞を読んだ
(2)（電気・ガス・水道などの）料金を支払った
(3)手紙を書いた
(4)映画や演劇を見に行った
(5)車を運転したり，一人で公共の交通手段を利用した
(6)食料品を買いに店に行った
(7)食料品以外の品物を買いに店に行った
(8)レストランなどで食事した
(9)図書館で本やレコードを借りた
(10)一般の人たちが参加する集まりに参加した
(11)スポーツの試合を見に行ったり参加したりした
(12)公園やレクリエーション施設などに行った

0— ほとんどすべての活動がない（活動数0）
1—
2— かなり欠けている（活動数3～4）
3—
4— 中等度欠けている（活動数7～8）
5—
6— ほとんど，または全く欠けていない（活動数11～12）

20．共感する能力を評価せよ

この項目は，相手の考え方，感情，視点などについて，自分と異なる他者の立場を配慮し適切に理解する能力を評価するためのものである。他者との交流についての被験者の叙述や，被験者がその交流についてどのような見方をしているかに基づいて判断する。今までの面接で十分なデータが得られていない場合は，被験者の叙述を引き出すために詳しく調査を行い，関連した状況での本人の反応を評価しなければならない。

想定質問
あなたと親密な人や長い時間一緒に過ごす人のことを考えて下さい。それらの人たちの何があなたをイライラさせたり不愉快にさせたりしますか。それらの人たちはどんなことをするのが好きですか。あなたがどんなことをすれば，それらの人たちを喜ばすことができますか。それらの人たちが調子を悪くしたら，普通，あなたはどうしますか。それらの人たちと議論したり，意見が対立したとき，あなたはどうしますか。
あなたは他の人の気持ちにいつも敏感ですか。
あなたは他の人がどう感じているかによって大きな影響を受けますか。

0— 他者の見方や気持ちを思いやる能力はない
1—
2— 他者の見方や気持ちを思いやる能力はわずかである
3—
4— 他者の見方や気持ちを思いやることはできるが，自分自身の世界から離れられない傾向がある

5 ―
6 ― 他者の立場を自発的に思いやり，その人の感情的な反応を直観的に理解してこの知識を自分自身の反応を調整するために活用することができる

21．面接者を引き入れ感情的交流が行える能力を評価せよ

　この項目は，面接者を引き入れ，被験者と感情的に触れ合う感じを抱かせ，この面接で被験者と心理的な関係が作られたと面接者に思わせ，お互いを理解しあい譲りあうように向かわせるような能力を評価するためのものである。

　この項目は，面接全体に基づく総合的な評点である。

0 ― 面接者は引き入れられるような感じを受けなかったり，被験者にきわめて僅かな反応しかないので，ほとんど無視されているように感じる
1 ―
2 ― 引き入れられる感じはかなり制限されたものである
3 ―
4 ― 引き入れられる感じはいくらか制限されている，あるいは偶発的にそれが生じるだけである
5 ―
6 ― 引き入れられる感じや反応は一貫してよく認められる

Quality of Life 評価尺度

被験者名＿＿＿＿＿＿＿＿＿＿＿＿＿＿　医療機関名＿＿＿＿＿＿＿＿＿＿＿＿＿＿
評価者名＿＿＿＿＿＿＿＿＿＿＿＿＿＿　評価年月日＿＿＿＿＿　年　　月　　日

対人関係と社会的ネットワーク

1．家族	0	1	2	3	4	5	6	9
2．友人	0	1	2	3	4	5	6	
3．知人	0	1	2	3	4	5	6	
4．社会的活動	0	1	2	3	4	5	6	
5．社会的ネットワーク	0	1	2	3	4	5	6	
6．社会的イニシアティブ	0	1	2	3	4	5	6	
7．社会的引きこもり	0	1	2	3	4	5	6	
8．性的関係	0	1	2	3	4	5	6	

仕事・学校・家事などの役割遂行

9．程度	0	1	2	3	4	5	6	
10．達成度	0	1	2	3	4	5	6	
11．能力活用不足	0	1	2	3	4	5	6	
12．満足感	0	1	2	3	4	5	6	9

精神内界の基礎および一般的所持品と活動

13．目的意識	0	1	2	3	4	5	6
14．意欲	0	1	2	3	4	5	6
15．好奇心	0	1	2	3	4	5	6
16．快感消失	0	1	2	3	4	5	6
17．時間の利用	0	1	2	3	4	5	6
18．一般的所持品	0	1	2	3	4	5	6
19．一般的活動	0	1	2	3	4	5	6
20．共感	0	1	2	3	4	5	6
21．感情的交流	0	1	2	3	4	5	6

因子得点　Ⅰ．対人関係（1-8）＿＿＿　　　Ⅱ．役割遂行（9-12）＿＿＿
　　　　　Ⅲ．精神内界の基礎（13-17, 20, 21）＿＿＿　Ⅳ．一般的所持品と活動（18, 19）＿＿＿
総得点　　（1-21）＿＿＿

慶大精神神経科臨床精神薬理研究班訳

第 3 章
Quality of Life 評価尺度（QLS）の使用手引き

　ここでは，QLSの評価を実際に行うまでに各評価者が習得すべきことについて述べる。はじめに，QLS評価前に各評価者が実施すべき事前のトレーニングについて述べ，後半では，QLS評価を円滑に行い評価者間の信頼性を高めるのに有用と思われる情報を，我々がQLS原著者らの研究グループの一員である米国のMaryland Psychiatric CenterのKirkpatrick博士およびCase Western Reserve UniversityのCola博士と1994年10月に行った一連のディスカッションの成果をもとに，我々のグループのQLS使用経験を交えて解説したい。Kirkpatrick博士は，QLS評価を実際に組み入れた臨床研究を進行中で，QLS使用法について精通している研究者の一人であり，Cola博士は，同大学でクロザピンやリスペリドンなどの非定型抗精神病薬に関する臨床試験を実施中のMeltzer博士のもとで，QLS評価を含むこれら臨床試験の実際の運営に携わっている研究者である。

　著者らが最近実施した調査では，陽性・陰性症状評価尺度 Positive and Negative Syndrome Scale（PANSS）[6]の評価に影響する最も重要な要因は，評価前に評価用マニュアルを通読したかどうかであった[4]。QLSにおいても，評価実施前にマニュアルを熟読することは重要である。また，QLSの本文だけでなく本章も併読することをお願いしたい。

QLS 評価実施前のトレーニング

　ある臨床症状評価尺度を使用する場合，その評価尺度の使用法に慣れ，その尺度を使って正確な評価が行えるように，使用法を事前にトレーニングする必要がある[4,8,9]。QLSにも，**一定のトレーニングを受けた臨床家が使用することを想定している**，という記載がある。評価者がその評価尺度の使用法を習得していないと，面接が不必要に長引いたり，被験者に適切な質問が行えず，各項目の評価を行うのに十分な情報を被験者から引き出すこ

とができないために，結果として，評点を行う判断ができなくなる可能性がある。QLSは，半構造化面接であり，本文中に記載された想定質問は例に過ぎない。面接者は，各評価項目を評点するための充分な根拠が得られるまで，それぞれの項目を詳しく調査し，想定質問だけでなく個々の患者に合わせた質問を併せて実施することが推奨されている。さらに，後で述べるように，想定質問だけでは評点が十分に行えない項目をQLSは含んでいる。

QLSの評価者をトレーニングするのに実際に必要なことは，QLSマニュアルをよく理解することと面接を実際に体験することである。QLSの評価者間信頼性を確認するために原著者らが行った研究では，QLSについて予備知識のない精神科医，ソーシャルワーカー，学士・修士・博士レベルの臨床心理士の5名が参加して，QLSの内容と使用法について約3時間のディスカッションを行った後，10名の被験者に対して参加者が交代で主面接者をつとめてQLS面接を10回実施して，良好な評価者間信頼性を確認している[5]。Carpenter博士らによって作成されたQLSトレーニング用ビデオテープは，約4時間40分・2巻から成り，4症例分のQLS面接を視聴者は体験することができる[2,3]。QLS面接を実際に行う前に10回も面接の練習を行わなければならない，ということはないだろうが，評価法について評価者は十分に理解して，規定の時間で必要十分な情報を被験者から得られるように努めなければならない。そのために，可能であれば，同じ被験者を複数の評価者で評価し，評価の不一致の原因について議論し，評価の基準を互いに確認しあうような作業を行うべきであろう。

なお，QLSでは，評価者の職種を限定していない。Heinrichsらの報告[5]では，精神科医，ソーシャルワーカー，学士・修士・博士レベルの臨床心理士の5種類の精神科臨床スタッフが参加してQLSの評価者間信頼性が確認されていることから，我々は，精神科の専門的な知識をある程度有する臨床スタッフであればQLSの評価は十分可能であると考えている。したがって，日本では，可能性のあるQLS評価者として，精神科医・臨床心理士のほか，精神科医療に従事するケースワーカー，看護婦，保健婦，作業療法士などが挙げられる。

QLSに関する注意事項

QLSは，4因子・21項目から構成される半構造化面接で，過去4週間の被験者の症状や機能を約45分かけて調査し，各々の項目を0～6点の7段階で評価していく評価尺度である。評価は，被験者本人に対して行うが，可能であれば，家族や担当のケースワーカー

などに同席してもらい，本人の会話の内容を確認したり補足してもらう。QLSの各項目の質問順序は規定されていないが，各項目は比較的独立しているので，各項目をQLS本文にしたがって順次評価していくことができる。評点の集計は，因子毎に合計して因子得点を，21項目の得点を合計して総得点を，それぞれ算出する。得点の分布範囲は，含まれる項目数に応じて，「対人関係」・「役割遂行」・「精神内界」・「所持品」の各因子得点は，0～48点・0～24点・0～42点・0～12点で，総得点は，0～126点である。また，尺度の高得点領域（5～6点）は正常あるいは機能障害のないこと，低得点領域（0～1点）は重篤な機能障害のあることを表している（なお，各因子の呼び方は，正式には，それぞれ，「対人関係と社会的ネットワーク」・「仕事・学校・家事などの役割遂行」・「精神内界の基礎」・「一般的所持品と活動」とされているが，本書では省略して，「対人関係」・「役割遂行」・「精神内界」・「所持品」と記載している）。

　QLSは，既に述べたように，精神分裂病の持続して存在する陰性症状，つまり欠損症状という機能障害と，欠損症状が存在することによって生じた被験者の生活の様々な局面への影響を評価するためのものである。したがって，面接者は，重度の身体的外傷のために社会的活動が減少している場合など，精神分裂病の欠損症状以外の様々な原因によって生じた機能障害の影響をQLSの評価から除外して評点しなければならない。

　21項目中，「1．家族」と「12．満足感」の2項目は，家族や同居人がいない被験者や役割遂行の乏しい被験者では評価できないため，その場合，9点と評点する。9点と評点した場合の因子得点および総得点の算出方法については，本章の「1．家族」についての項を参照されたい。

　また，「18．一般的所持品」と「19．一般的活動」は，面接者が複雑な臨床判断を下す必要のない項目である。QLS本文を参照すれば明らかなように，被験者がある所持品をいくつ持っているか（「18．一般的所持品」），または，ある活動を最近何種類行ったか（「19．一般的活動」）について，被験者に事実を確認するだけで評点できる。QLSの本文に「2項目を除くすべての項目で」と記載されている2項目とは，この2つの項目のことである。

　QLSの各項目は，図1のように，(1)面接者が理解を深め，行うべき判断に焦点をしぼるための簡潔な説明，(2)面接者が被験者への調査を始める手がかりになるよう作成された想定質問，(3)1段階おきにアンカーの付いた7段階尺度，の3部から構成されている。面接を開始する前に，各評価項目が何を評価するか評価者はよく理解し，被験者に対して行うべき質問を予めよく整理しておくことが大切である。以下に示したQLS各評価項目に関する我々の説明中には，QLS本文の想定質問集では不十分と思われる点を明確化し補うための，質問例も含まれているので，面接者は参考にしていただきたい。

(1)評価項目の説明部分	この項目は，ごく近い家族または被験者が現在同居している人々との関係の親密さの程度を，明らかな相互の気づかいや交流をもとに評価するためのものである。

(2)想定質問部分

想定質問
あなたは，いま，同居している人や家族のなかで誰と特に親しくしていますか。
個人的なことをそれらの人たちに相談できますか。
どれくらいの時間，それらの人たちと話し合いましたか。
それらの人たちとはどんな関係ですか。
個人的なことをそれらの人たちはあなたに相談できますか。
どんなことをあなたは一緒にやりましたか。
家にいる時には，あなたは家族と一緒に過ごす時間が多かったですか，それとも大体は一人で過ごしましたか。

(3)7段階尺度部分

0 ― 親密さはほとんどない
1 ―
2 ― 親密なかかわり合いは希薄で，断続的なものに過ぎない
3 ―
4 ― 親密なかかわり合いはある程度一貫して認められるが，その広がりや強さは少ない，あるいは親密さは時折認められるだけである
5 ―
6 ― 同居人やごく近い家族との間で，親密な関係が適度に形作られている

9 ― 一人暮らしやごく近い家族が近所にいない場合，ここに評点する
注意：(因子得点や総得点を算出する場合，この項目の得点は，項目2から項目8の平均点を割り当てること。)

図1　QLSの評価項目「1. 家族」の構成

表1　QLSの「1．家族」が9点の場合の「対人関係」因子得点の計算法

評価項目	症例Aの評点（点）	症例Bの評点（点）
1．家族	9	9
2．友人	2	2
3．知人	2	2
4．社会的活動	2	3
5．社会的ネットワーク	3	3
6．社会的イニシアティブ	4	4
7．社会的引きこもり	4	4
8．性的関係	4	5
（計算）	$\frac{2+2+2+3+4+4+4}{7}=3.0$	$\frac{2+2+3+3+4+4+5}{7}=3.286$
「1．家族」項目得点（点）	3	3.3
「対人関係」因子得点（点）	24	26.3

「1．家族」について

　この項目の評価を行う上で，注意すべきことは，「ごく近い家族」の範囲についてである。米国では，通例，ごく近い家族には，同居している親・配偶者・子供などが含まれる。QLSでは，両親・配偶者・子供を含む身近にいる家族をごく近い家族として扱う。ごく近い家族は，被験者と必ずしも同居している必要はなく，被験者の近所に住んでおり被験者が会おうと思えばいつでも会えるような場合，その家族はごく近い家族として扱う。また，被験者の居住地と距離的に離れていても，被験者が車やオートバイなどを運転できたり，都市部のように公共の交通機関が発達しているために，会うのが容易であると判断される場合には，その家族を被験者のごく近い家族として扱うことができる。

　兄弟については，未成年の兄弟が扶養され被験者と同じ家計で生活しているような場合には，ごく近い家族として扱う。日本では，兄弟との付き合いが被験者の家族関係にとって重要である場合が多く，被験者の身近に居住する兄弟をごく近い家族として捉えるべきであろう。

　この項目で，まず第一に確認することは，被験者にこれらの家族や同居人がいるかどうかである。被験者に概当者がいれば，その家族と被験者が一緒に過ごす時間はどれくらいか，何をして過ごすか，話の内容はどんなことか，などをQLSの想定質問を参考にして

明らかにする．例えば，被験者が親には何でも相談できる，と回答しても，どんなことを相談するか具体的に回答してもらうことが重要である．詳しく質問されると，実際には，将来のことや悩み事などは親には相談できない，ということが明らかになることがある．また，被験者と家族との間に親密さが十分にあるような印象を面接者が抱いても，被験者が親と会うのは実際には一日数分間程度のごく短い時間であるということもある．一緒に過ごす時間がどれくらいか，という点も重要である．これらの情報を総合して，家族との親密なかかわり合いの程度を判断する．面接を円滑に行うためには，面接者は，面接中に，被験者の家族についてよく把握しなければならない．必要があれば，被験者の家族構成や名前をメモしておくとよい．

　被験者に身近な家族や同居人がなく一人暮らしであれば，この評価項目は，9点と評点する．QLSのこの項目の最後の部分に，「因子得点や総得点を算出する場合，この項目の得点は，項目2から項目8の平均点を割り当てること」という注意が記載されているが，これは，9点と評点した場合の注意事項である．因子得点や総得点を算出する場合には，この項目の得点は，9点とせず，「対人関係」因子の8つの評価項目中，残り7項目の得点の平均点を計算し，「1．家族」の得点とする（表1）．もし，平均点が症例Bのように整数で割り切れない場合には，小数点以下を残しても構わない．

　「2．友人」について

　この項目では，被験者が特に親しく付き合っている友人との関係を評価するので，面接者は，はじめに被験者には特に親しい友人がいるか，また，そのような友人が何人いるか，を明らかにする必要がある．そのためには，例えば，次のような質問によって，被験者の友人を質的に区別し，特に親しい友人が被験者にいるかどうかを確認する．「すごく親しい友達がいますか」，「何でも相談できる友達がいますか」，「親友と言えるような友達がいますか」，など．もし，ここで被験者にこのような深い付き合いのある友人がいないことが判明すれば，この項目の評価は0点となり，次の項目「3．知人」の評価に移行する．

　面接時に被験者が特に反対しなければ，友人の名前を具体的に教えてもらうとよい．被験者の友人関係を代名詞でやり取りするのは面接を形式的にするだけでなく，得られる情報も曖昧になりやすいためである．また，面接者が被験者の友人関係についてよく理解することは，QLSの他の項目の評価にも有用であるため，必要に応じて，被験者の友人関係をメモしておくとよい．

　QLSの本文に記載されているが，被験者の友人の中には，担当医・看護婦・デイケアスタッフなどの病院関係者や地域精神保健事業に従事する職員は含まれないので注意が必

要である。

　この項目の尺度に付けられたアンカーは，「1．家族」のアンカーとほぼ同じもので，評点基準は類似しているから，面接者は，以降の質問は「1．家族」と同じ要領で質問すればよい。

「3．知人」について

　この項目では，「2．友人」には含まれないが，興味や活動を共にする友人・知人との関係を評価する。会う頻度や一緒に何をするのか，について明らかにする。この中には，被験者が病院や職場で会う友人も含まれるが，会うのが治療プログラムの時間内だけであったり，会う場所が病院や職場に限定されているような場合は，評価は相対的に低くなる。

「4．社会的活動」について

　この項目の評価で，注意すべきことは，社会的活動の定義についてである。QLSでは，楽しみのために他の人々と一緒に行う活動で，デイケアや心理療法などの治療プログラムを除外した活動を社会的活動と定義している。面接者は，被験者の行う活動が，何を目的にして行われたものか，よく注意して評価する必要がある。

　社会的活動のもっとも典型的な例は，趣味のサークル活動やクラブ活動である。混乱しやすい例として，買物やギャンブルがある。買物は，一義的には，家事の一部として行われる活動である。結果的に，街で知り合いに会って話をしたり，イベントなどに参加して楽しい経験をしたりすることがあるかもしれないが，買物の目的が楽しみの追求のために行われたものでないことが明らかであれば，この項目で評価するべきではないであろう。しかし，週末家族揃って楽しみのために買物に出掛けるような場合は，この項目で評価することが可能である。ギャンブルも，同様の理由で，動機が経済的理由に基づくことが明らかであれば，この項目の評価から除外される。また，楽しみのために行うギャンブルでも，パチンコなど一人で行う活動は，他の人々と一緒に行う，という定義から外れるので，ここでは評価しない。パチンコに2人でいくような場合，同行の人と途中で会話や食事を一緒にする可能性もあるが，それらの活動は被験者の本来の目的ではない可能性がある。したがって，この被験者の社会的活動は，楽しみのために会話や食事を他の人々と一緒にする人の社会的活動より低く評価するべきである。

「5．社会的ネットワーク」・「6．社会的イニシアティブ」・「7．社会的引きこもり」について

　これらの項目は，いずれも，対象の範囲を明確にすることが必要である。例えば，「ネ

ットワーク」の項目では，被験者を普段心配したり気遣ってくれるのは誰かを明らかにすることが面接者には求められているが，この際，それが被験者の家族に限定されているのか，友人・知人も含まれるのかを明確に区別する必要がある。これら3つの項目のどのアンカーポイントを見ても，2点と評価されるのは，対象が家族に限定される場合，と記載されている。一方，QLSの想定質問集には，対象を特定するための質問が例示されていない。したがって，面接者は，想定質問にのみ固執せず，例えば「お父さんやお母さんに対してなら，どうですか」などと質問することによって，対象の範囲を被験者に確認するように配慮する。

各項目を評価するためには，さらに，かかわり合いの頻度がどれくらいあるかを明らかにする。身近な家族が自分のことを気にしてくれている，と被験者が感じていても，家族から1年に2回しか電話がなければ，被験者のネットワークは乏しいものと考えられる。

「8．性的関係」について

この項目は，被験者が独身者かどうかによって質問を代える必要がある。被験者が独身者であれば，はじめに，異性への興味や回避傾向の有無を確認し，次いで，付き合っている人がいるか，デートをしたかどうか，などを確認する。もし，独身の被験者に異性の友人や恋人がいれば，それ以降は，独身者・既婚者も同じように面接を進行することができる。

この項目の説明で用いられている「性的関係」や「性的活動」は，性交のような肉体関係だけを指すのではなく，言葉や体による愛情表現などの被験者と相手とのロマンティックな活動を含んでいる。したがって，肉体関係があったかどうかだけにこだわらず，被験者が相手に対して愛情を具体的にどう表現していたか，相手との関係にどれくらい満足していたか考慮しながら評価を行う。

「9．仕事・学校・家事などの役割遂行の程度」について

この項目は，仕事・学校・家事に費した時間をその内容に関係なく量的に評価する。被験者が仕事を持たず，家庭内で保護されているような場合には，家庭での役割を明らかにし，それに費やす時間がどれくらいあるか判断する。被験者の仕事が「半日仕事（ハーフタイム）より少ない時間」と判断された場合の評点は2点である。このように被験者の役割遂行の程度が2点以下であれば，「12．仕事・学校・家事などに対する満足感」について面接者は質問する必要がなくなり，「12．満足感」は9点と評価する。

「10. 達成度」について

　この項目を評価するためには，仕事・学校・家事などの役割が具体的にどんな内容であるか，また，どれくらいできているか，同僚・家族・精神保健に従事する職員などが被験者をどう評価しているか，など，達成度を明らかにするために有用な情報を引き出すために様々な角度から質問を行うことが必要である。仕事の内容を具体的に明らかにすることは，次項「11. 能力活用不足」の評価のためにも必要である。

「11. 能力活用不足」について

　能力活用不足，という概念は，あまり馴染みのないものであるが，QLSに「この評価尺度の目的は，精神病理症状あるいは人格的欠陥に由来する能力の限界を評価することにある」と記載されているように，精神疾患や人格の影響によって，仕事・学校・家事などに対する被験者の本来の能力がどれくらい損なわれ活用されなくなっているか，という意味である。一般には，被験者の病前の適応状態を質問することによって，この項目を評価することが可能になる。我々のグループで，この項目の評価のために有用と考えている主な情報は，被験者の学歴および職歴である。これらの情報を，前項で明らかにした被験者の現在の仕事の内容と比較して，評価を行う。

　例えば，高校卒業後，機械工として働いていた被験者が病気のために失職し，現在，精神障害者作業所で一日2～3時間程度しか作業ができなければ能力活用不足はかなり明らかである。しかし，被験者の発病が非常に早く，発病時にまだ小学生くらいだったような場合は，この項目の判断は困難になる。このような場合には，面接者は，被験者の兄弟が現在何をしているか，また，被験者のような家庭で健康に育った子供がどれくらいの能力を獲得するかを推測し，その結果を評価に反映しなければならない。

「12. 仕事・学校・家事などに対する満足感」について

　この項目は，「9. 仕事・学校・家事などの役割遂行の程度」の評点が3点以上の場合のみ評価を行う。2点以下の場合，評点は9点とし，因子得点や総得点を算出するためには，本章「1. 家族」についての項においてすでに説明したように，「役割遂行」因子の他の3つの項目の得点を平均し，この項目の得点として割り当てる。

「13. 目的意識」について

　この項目は，QLSに記載されているように，被験者が自分の人生や生活に対して目標や計画があるか，また，立てている目標や計画がどれくらい現実的で統合されているかを

評価する。目的意識が高いと評価されるためには，この項目の6点のアンカーに「計画は，短期，長期ともに現実的かつ簡潔でよく統合されている」と記載されているように，長期的な目標や計画だけでなく，1カ月先や1週間先，さらに，1日程度の短い期間の具体的な計画を被験者が立てているか調査して判断する。

長期的な計画について述べる被験者の回答には，妄想的色彩を帯びた計画が表明されることが比較的多い。被験者の生活水準や病状から，それらの目標の実現可能性を面接者はよく判断する必要がある。

「14. 意欲の程度」について

この項目は，前項「13. 目的意識」に対する被験者の回答内容を参照し，それらの目標に対して被験者がどれくらい熱意をもって取り組んでいたかを評価の参考にすることができる。人生や生活に対して，特に目標のない被験者の場合，日常生活の中で行う様々な事柄に対する取り組みを評価する。この項目のアンカーでは，生活が型どおりのものであったかどうかが重要な判断の根拠になっているため，身なりや清潔の維持・整理整頓・役割遂行・病院での治療プログラムへの参加姿勢なども明らかにして評価を行う。

「15. 好奇心」について

この項目を評価するためには，興味や関心のある話題が被験者にどれくらいあるか，また，それらの話題について被験者がどれくらい努力して詳しく知ろうとしているか明らかにしなければならない。QLSでは，被験者が興味を持っている話題の数やその話題をもっと詳しく知るために被験者が実際に行った情報収集手段の豊富さ（例えば，テレビ・ラジオ・雑誌を見たり，人に尋ねたり）に注意しながら，面接者は，被験者の好奇心の程度を判断する。

幻覚や妄想に対する被験者の興味は，この項目の評価対象から除外されているので，被験者が幻覚・妄想について話し始めた場合，面接者は被験者に別の質問をするべきである。

「16. 快感消失」について

この項目は，先に述べたように，QLS発表後に整理・完成されたCarpenterらの精神分裂病の欠損症候群概念[1]との関連性が色濃く表現されている項目である。この項目では，被験者に抑うつ症状が認められた場合，面接者は，その抑うつの影響を無視し抑うつがない状態を推測して被験者の快感消失を評価しなければならない。彼らは，抑うつによって生じた快感消失は，精神分裂病そのものによって生じた機能障害ではないから，両者を区

別して評価するべきである，と考えている。1993年の欠損症候群診断表[7]によると，抑うつ状態に起因する陰性症状は，二次性陰性症状であり，持続して存在する陰性症状（つまり，欠損症状）とは見なされない。QLSでは，この診断表に表された欠損症状概念に対する彼らの見解がすでに示されているのである。

しかし，理論的に区別するべきである，といわれても，実際に抑うつ状態にある被験者の「16. 快感消失」を分別して評価することは，困難である可能性もあり，高度の臨床的判断が必要になると思われる。

「17. 時間の利用」について

この項目を評価するためには，一日のうちで被験者には目的なく過ごす時間がどれくらいあるかを明らかにしなければならない。我々の経験では，QLSの想定質問のように，「何もしないで過ごす時間が多かったですか」，「あなたは時間を無駄づかいする方でしたか」と質問されても，被験者はうまく回答できないことが多く，評価がうまく行えなかった。したがって，実際には，この項目の評価のために我々は次のような質問を行った。「標準的な一日の過ごし方を簡単に話してもらえますか」。

被験者は，起床時間から就寝までの一日を順を追って話すことが比較的容易にできるので，それをもとに，面接者は，被験者が目的なく過ごす時間の量を客観的に評価することが可能になる。我々の印象として，被験者の多くは，音楽を聴いたりテレビを見たりしてかなりの時間を過ごしているように見える。QLSにも記載されているように，これらの活動に被験者がどういう態度で臨んでいたかを明らかにすることは重要である。テレビや音楽は他にすることがなかったから見たり聴いたりしていたのか，面接者は被験者によく確認し，被験者がそれらの活動に費やした時間がどんな内容のものだったか判断しなければならない。

「18. 一般的所持品」・「19. 一般的活動」について

これら2つの項目は，事実を被験者に確認するだけで，複雑な臨床判断を行う必要がない項目である。「19. 一般的活動」は，最近4週間について評価するQLSの他の項目と違い，最近2週間に該当する活動を被験者が行ったかどうかを確認する。

日本語版を作成するに当たって，我々は，原著に記載されたいくつかの所持品を代替の所持品に変更した。それらは，「自動車免許証」を「テレホンカード」，「クレジットカード」を「銀行のキャッシュカード」，「社会保険証または健康保険証」を「スケジュール帳・アドレス帳・手帳」，「市街または地域の地図」を「電車の時刻表」，「郵便切手」を「郵

便切手または官製葉書」にそれぞれ変更した5項目である。変更は，QLSに記載されているように，「社会で普通の生活を営むためにはこれらの所持品を持っていることが必要である」という点に配慮して，我々とKirkpatrick博士が議論して行った。

「20. 共感」について

この項目は，被験者が身近な人のことをどれくらい配慮し理解することができるか評価するものである。面接者は，それまでの面接で得られた被験者の対人ネットワーク情報をよく活用し，被験者とある特定の人との交流場面を具体化して，被験者の共感する能力を評価する。

この項目と次の項目の二つは，QLSの信頼性に関する原著者らの報告によると，複数の評価者の評価がもっとも一致しにくい項目だった。QLSの開発に参加した原著者3名の評価者間信頼性（intraclass correlation（ICC）値による）は，この2項目を除く19項目では0.73～0.98の間に分布したが，「20. 共感」・「21. 感情的交流」の2項目では，それぞれ，0.58，0.61とICC値は低くなった[5]。したがって，これら2つの項目の評価については面接者は十分にトレーニングし，安定した評価が行えるように特に注意する必要がある。

「21. 感情的交流」について

前項と同様，評価が一致しにくい項目と考えられている。評価者が担当医である場合など，面接に先立つそれまでの医師患者関係が評価に反映される可能性が考えられるが，この項目は「面接全体に基づいて総合的に評点する」項目であり，評価する時に面接者はそれを忘れないことが大切である。

文　献

1) Carpenter, W. T., Jr., Heinrichs, D. W. and Wagman, A. M. I. : Deficit and Nondeficit Forms of Schizophrenia : The Concept. Am. J. Psychiatry, 145 : 578-583, 1988.
2) Carpenter, W. T., Jr., Kolle, B. K., Hanlon, T. E. et al. : QLS : Quality of Life Scale-Part I. Janssen Pharmaceutica, Beerse, 1990.
3) Carpenter, W. T., Jr., Kolle, B. K., Hanlon, T. E. et al. : QLS : Quality of Life Scale-Part II. Janssen Pharmaceutica, Beerse, 1990.
4) 藤井康男, 宮田量治, 上島国利, 他：症例ビデオを用いたPANSS Raters' Meetingにおける評価者の信頼性検討. 臨床精神医学, 24：471-481, 1995.
5) Heinrichs, D. W., Hanlon, T. E. and Carpenter, W. T., Jr. : The Quality of Life Scale :

An Instrument for Rating the Schizophrenic Deficit Syndrome. Schizophr. Bull., 3：388-398, 1984.
6) Kay, S. R., Opler, L. A. and Fiszbein, A.：Positive and Negative Syndrome Scale (PANSS) Rating Manual. Multi-Health Systems Inc., Toronto, 1991（山田寛，増井寛治，菊本弘次訳：陽性・陰性症状評価尺度（PANSS）マニュアル．星和書店，東京，1991）．
7) Kirkpatrick, B., Buchanan, R. W., Alphs, L. D. et al.（鈴木映二，神庭重信，芦刈伊世子，他訳）：The Schedule for the Deficit Syndrome（SDS）日本語版．精神科診断学，4：361-368，1993．
8) 北村俊則：精神症状測定の理論と実際．海鳴社，東京，1988．
9) 宮田量治：臨床症状評価尺度の基礎理論．CLINICAL NEUROSCIENCE, 10：1344-1348, 1992．

第 4 章

Quality of Life 評価尺度(QLS)日本語版の信頼性と妥当性

　本章では，Quality of Life 評価尺度（QLS）日本語版の信頼性と妥当性のデータを紹介する。

日本語版の信頼性

　QLS 日本語版の信頼性は，日本語版の翻訳に当たった医師2名(MとF)による評価者間信頼性と一般評価者による信頼性が確かめられている[3]。まず，医師2名による信頼性試験では協力の得られた分裂病患者15名に対して QLS 面接を M が行い，すべての面接をビデオに収録した。このビデオを2名が同席の上，すべて視聴し，評点を独立に行い，ICC 値，パーセント一致率，パーセント前後一致率を算出した。結果は，表1のごとくであった。パーセント一致率のいくつかは低値であったが，ICC 値，パーセント前後一致率は良好な水準に達しており，QLS の開発にあたった米国の著者らによる評価者間信頼性（第1章を参照）よりむしろ優れていた。

　これは，翻訳者2名が翻訳の過程で相当の期間，QLS についての議論を重ね，QLS 評価方法に対して共通の見方ができていたことによるところもあり，この信頼性水準を QLS 日本語版の一般ユーザーにただちに適応することはできない。

　一方，表1には，同一の症例1名のビデオをみた64名の一般評価者による信頼性も示した。こちらは，4回行われた QLS 勉強会の席上，QLS の簡単な説明につづいて上映された同一のビデオ症例1例について参加者に評点を求めたものである。この64名は，精神科臨床経験が平均11.3年で，分裂病を専門とする精神科医が大部分であったが，保健婦や作業療法士も若干名含まれていた。参加者には事前の QLS マニュアルの読了を求めたが，5名はこれに従わなかった。しかし，それでも，結果はかなり良好なパーセント前後一致

表1 クオリティ・オブ・ライフ評価尺度日本語版の信頼性

評価項目	QLS日本語版翻訳者2名/患者15名			一般評価者64名/ビデオ症例1例	
	ICC値	%一致率	%前後一致率	%一致率	%前後一致率
対人関係と社会的ネットワーク					
1. 家族	0.751	40.0	100.0	46.9	78.1
2. 友人	0.966	73.3	100.0	70.3	93.8
3. 知人	0.940	53.3	100.0	59.4	79.7
4. 社会的活動	0.832	53.3	100.0	60.9	81.3
5. 社会的ネットワーク	0.870	80.0	100.0	84.4	98.4
6. 社会的イニシアティブ	0.927	53.3	100.0	87.5	98.4
7. 社会的引きこもり	0.931	73.3	100.0	48.4	100.0
8. 性的関係	0.795	66.7	100.0	93.8	100.0
仕事・学校・家事などの役割遂行					
9. 程度	0.913	73.3	93.3	56.3	100.0
10. 達成度	0.881	46.7	100.0	68.8	96.9
11. 能力活用不足	0.865	76.7	100.0	46.9	89.1
12. 満足度	0.794	60.0	86.7	28.1	84.4
精神内界の基礎					
13. 目的意識	0.908	53.3	100.0	43.8	82.8
14. 意欲	0.802	53.3	93.3	45.3	79.7
15. 好奇心	0.882	40.0	100.0	68.8	82.8
16. 快感消失	0.932	80.0	100.0	62.5	96.9
17. 時間の利用	0.935	53.3	100.0	60.9	96.9
20. 共感	0.872	53.3	93.3	32.8	71.9
21. 感情的交流	0.853	46.7	93.3	45.3	84.4
一般的所持品					
18. 一般的所持品	0.975	93.3	100.0	87.5	100.0
19. 一般的活動	0.891	86.7	100.0	71.9	96.9

率が確認された。一方，参加者には，QLSの使用についての誤解が少なからず認められた（QLSの項目9で2点以下に評点したのに，項目12を9点と評点しなかったことなど）。これらは，QLSトレーニングの必要性を示しているが，精神科の知識や経験があればQLSの評点判断はそれほど難しくないという翻訳者の印象を裏付けた。しかし，この場

合，評点されたのはわずか1症例であって，一般評価者のQLS使用にあたっては機能水準や背景の異なる患者を少なくとも数例は経験し，能力活用不足などQLSに独特な評価項目にも慣れておくことが大切である。

日本語版の妥当性

QLS日本語版の因子妥当性の検討は，土澤らによって行われている[6]。彼らの研究によると，精神科デイケア通所中の分裂病29名（うち，男性は19名，29名の平均年齢は25.2歳，全員独身で就労経験はほとんどなし）のQLS因子構造をもっともよく説明できたのは，5因子モデルであったが，精神内界の基礎は3因子に分離し，項目1の家族と項目8の性的関係は対人関係に負荷しなかったものの，Heinrichsらのオリジナルデータによる因子構造がおおむね再現されたという。

QLSと主観的QOL尺度の併存的妥当性を検討した自験例を以下に示す[3]。デイケアに通所中かグループホームに入居していて精神科治療資源を比較的よく利用していると考えられる分裂病患者45名（うち，男性は30名，45名の平均年齢は45.5歳，平均罹病期間は21.3年，過去の入院期間は2701日）を対象として，QLS，BPRS[2]，WHO/QOL-26[5]，生活満足度スケール[1]の評価を行ったところ，それらの尺度間の関連性は表2のようになった。つまり，BPRSでは，活力低下（分裂病の陰性症状を反映）とQLSの3つの因子（役割遂行以外），QLS総得点の間に強い関連性が認められた。また，BPRS総得点とQLS得点の間にも関連性が認められた。ところが，ごく一部を除いて，QLS各得点は，WHO/QOL-26，生活満足度スケールの領域得点ないし下位尺度得点，総得点と関連性が認められなかった。WHO/QOL-26と生活満足度スケールは分裂病患者に対して用いることができる尺度で，QOLを患者に自己評価させる主観的尺度である。QLSによるQOLは，本マニュアルに記載されているように，一般人における機能水準を外的基準とした客観的QOL尺度といえる。これらの尺度間に関連性を認めないということは，主観的QOL尺度は，精神症状や機能水準とは関連しない個人のさまざまな価値観をも反映するからであろう。

なお，表2中にある，追加評価によるQLSは，デイケアなどの通所型治療を利用する患者のQLS点数を補てんするために宮田らにより作成されたもので，以下にその全文を掲載する。これを用いると，QLSでは，評価に際して加味しないこととされる心理療法（デイケアなどの治療を含む）における活動が評価できるので，デイケアに毎日通所しているような患者を対象とした縦断的QLS評価には有用である[3,4]。

表2 QLS と BPRS，WHO/QOL-26，生活満足度スケールの関係

	対人関係	役割遂行	精神内界	所持品	QLS総得点	追加項目によるQLS	
						役割遂行(追)	QLS総得点(追)
BPRS							
不安・抑うつ	0.22	-0.31*	0.03	0.39*	0.07	0.02	0.14
活力低下	-0.68****	-0.003	-0.62****	-0.60****	-0.69****	-0.35*	-0.74****
思考障害	-0.39*	-0.04	-0.33*	-0.29	-0.40**	-0.31*	-0.41**
賦活	-0.15	-0.24	-0.18	-0.18	-0.19	-0.07	-0.17
敵意・猜疑心	-0.17	-0.20	0.12	-0.09	-0.22	-0.21	-0.18
BPRS総得点	-0.42**	-0.23	-0.43**	-0.27	-0.50***	-0.24	-0.46**
WHO/QOL-26							
身体的領域	-0.37*	0.24	-0.10	-0.22	-0.17	0.19	-0.24
心理的領域	0.03	0.26	0.17	0.10	0.15	0.39*	0.18
社会的関係	0.03	0.03	-0.12	0.20	-0.01	0.29	0.02
環境	-0.19	0.03	-0.16	0.03	-0.18	-0.03	-0.15
全体	-0.12	0.24	-0.11	-0.23	-0.05	0.12	-0.07
WHO/QOL-26総得点	-0.21	0.17	-0.13	-0.02	-0.13	0.20	-0.13
生活満足度スケール							
生活全般	-0.24	-0.14	-0.17	0.04	-0.21	0.97	-0.18
身体的機能	-0.16	0.35*	0.04	0.05	0.04	0.24	-0.01
環境	-0.07	0.08	-0.03	-0.09	-0.05	0.09	-0.06
社会的生活技能	-0.24	0.13	-0.02	-0.15	-0.13	0.25	-0.12
対人交流	-0.14	-0.04	-0.19	-0.04	-0.15	0.11	-0.14
心理的機能	-0.09	0.26	0.16	-0.11	0.07	0.37*	0.06
満足度スケール総得点	-0.19	0.20	-0.04	-0.14	-0.07	0.31*	-0.09

*p<0.05，**p<0.01，***p<0.001，****p<0.0001，表中の数値はいずれも Spearman の順位相関係数である。

文献

1) 角谷慶子：精神障害者における QOL 測定の試み．生活満足度スケールの開発．京都府立医科大学雑誌，104：1413-1424，1995．
2) 宮田量治，藤井康男，八木剛平：Brief Psychiatric Rating Scale (BPRS) 日本語版の信頼性について．臨床評価，23：357-367，1995．

3) 宮田量治, 辻貴司, 中村加奈絵, 他：クオリティ・オブ・ライフ評価尺度（QLS）と主観的QOL評価尺度の関連. 精神経誌, 99：1238, 1997.
4) 宮田量治：クオリティ・オブ・ライフ評価尺度. 上里一郎監修：心理学アセスメントハンドブック第2版. 西村書店, 東京, pp587-598, 2001.
5) 田崎美弥子, 中根允文：WHO/QOL-26手引（世界保健機関・精神保健と薬物乱用予防部／編）. 金子書房, 東京, 1997.
6) 土澤健一, 三浦貞則, 中島節夫：病院デイケアに対するQLS（Quality of Life Scale）の試用. 北里医学, 27：96-104, 1997.

付録．クオリティ・オブ・ライフ評価尺度（QLS）追加評価マニュアル

　追加評価マニュアルは，通所型治療を利用中の患者のクオリティ・オブ・ライフ評価尺度（QLS）の評価を補てんするために作成された4項目のための評価マニュアルです。
　QLSでは，対象患者がデイケア，OTなどの通所型治療を利用している場合，たとえ週5日参加しても「評価に際して心理療法は考慮しない」という原則にしたがって「仕事・学校・家事などの役割遂行」因子の「9．仕事・学校・家事などの役割遂行の程度」から「12．仕事・学校・家事などに対する満足感」の4項目は低く評価せざるを得ません。一方，作業所に通っている人は，これを心理療法とは見なさないため，役割遂行因子の4項目の評価に作業所で過ごす時間や作業内容が加味されます。このような違いは，結果としてそれほど役割遂行に差のないデイケア患者と作業所に通う患者のQLS得点に大きな差異を生じる可能性があります。
　追加評価用の4項目はこれらの差を修正するために作成されました。利用中の通所型治療での役割遂行を「評価に際して心理療法は考慮しない」の記述にとらわれずにもれなく評価するとの意気込みで評価して下さい。
　追加評価用に設けられた4項目は「評価に際して心理療法は考慮しない」というQLSの原則を棄却した以外は原文に則っています。QLSの記載と異なる部分には下線を付けてあるので，その部分に特に注意して評価して下さい。
　QLSの追加評価を行う研究プロトコールでは，対象患者がデイケア，OTなど通所型治療を週に1度でも利用している場合には，QLSの「9．程度」から「12．満足感」を評価した後，追加評価用の4項目を評価してください。

クオリティ・オブ・ライフ評価尺度（QLS）の追加評価項目

9＊．仕事・学校・家事などの役割遂行の程度（デイケアなどの通所型治療における役割遂行の程度を含む）を評価せよ

　この項目は，被験者が仕事・学校・家事について行ったことを量的に評価するためのものである。仕事・学校・家事がうまく行えたか，あるいは完璧に行えたかどうかは評価に

関係しない。家事専従者の場合は，自分の役割が標準的な作業効率を持った労働者のフルタイムの仕事に相当するのか，それともパートタイム程度なのかを考慮するべきである。就業していない人に対しては，自分に合った仕事を探そうとする活動に費やした時間を考慮すること。

　デイケアなどの通所型治療を利用している場合は，プログラムに参加している時間と仕事・学校・家事に費やす時間を合計してこの項目を評価すること。

0 ― 役割遂行はほとんどない
1 ―
2 ― 半日仕事（ハーフタイム）より少ない時間
3 ―
4 ― 半日仕事（ハーフタイム）に相当する時間よりは多いが，フルタイムよりは少ない時間
5 ―
6 ― フルタイムかそれ以上

10*. 仕事・学校・家事などの達成度（デイケアなどの通所型治療における達成度を含む）を評価せよ

　この項目は，被験者が行おうとした仕事・学校・家事などの役割遂行がどれくらい成功し達成されていたか評価するためのものである。

　デイケアなどの通所型治療を利用している場合は，通所型治療における役割遂行がどれくらい成功し達成されていたかも考慮して評価すること。そのためにはプログラムへの参加態度，発言の多さや他のメンバーとの協調性，デイケアの出席率などを考慮すること。

0 ― 役割を何も果たそうとしないか，役割遂行の程度があまりにも低いので，役割の継続が危ぶまれる
1 ―
2 ― ようやくのことで，役割遂行のかなり低い達成レベルを保てる状態
3 ―
4 ― 一般的に見て適切な機能を果たしている
5 ―
6 ― 新しいあるいは前向きの成果をあげるなど極めて良好な機能を果たしている，ある

70　いはいくつかの分野できわめて良好な機能を果たしている

11＊．　仕事・学校・家事などの能力活用不足の程度（デイケアなどの通所型治療における能力活用不足の程度を含む）を評価せよ

　この項目は，被験者自身の能力や与えられた機会が仕事・学校・家事などの役割遂行の程度や達成度，さらにはデイケアなどの通所型治療における役割遂行の程度や達成度にどれくらい充分に活用されているか評価するためのものである。被験者の先天的能力，身体的ハンディキャップ，教育，経済・社会的な要因を配慮すること。明らかに，精神疾患や人格障害の直接の影響と考えられる能力低下については，被験者の能力を推定するとき考慮しないこと。

0 ─　被験者の能力は，ほとんどまったく活用されていない
1 ─
2 ─　能力を十分活用していないのは明らかである，または失業中であるが積極的に仕事を探している
3 ─
4 ─　現在の仕事は被験者の能力をいくぶん下回っている
5 ─
6 ─　現在の仕事は被験者の能力や機会につり合っている

12＊．　仕事・学校・家事などに対する満足感（デイケアなどの通所型治療に対する満足感を含む）を評価せよ

　この項目は，被験者が仕事・学校・家事などの役割の選択，遂行，およびそれを行う状況について，さらにはデイケアなどの通所型治療における役割の選択，遂行についてどれくらい満足しているか評価するためのものである。さらにここでは，被験者がどれくらい満足感，喜び，達成感を感じているかについても評価する。

0 ─　仕事・学校・家事などの役割について不愉快や不満に満ちている，また，デイケアなどの通所型治療における役割について不愉快や不満に満ちている
1 ─
2 ─　不愉快や不満はほとんどあるいは全く認めないが，その役割によって楽しみや達成感も得られない，退屈しているのがかなり明らかである

3 ―
4 ― 不満はほとんどあるいは全く認められず,仕事やデイケアなどの活動には何らかの限定的な楽しみを持っている
5 ―
6 ― かなり一貫した達成感や満足を感じている,この場合でもいくつかの限局した不平は存在するかもしれない
9 ― 被験者が仕事・学校・家事などの役割遂行についてなんの関与もしていない場合,この質問は適用できない

注意:(項目9を2点以下と評点した場合,この項目は9点と評価すること。因子得点を算出する場合,項目9*から項目11*の平均点を割り当てること。)

クオリティ・オブ・ライフ評価尺度(QLS)追加評価記入用紙

仕事・学校・家事などの役割遂行* (デイケアなどの通所型治療における役割遂行を含む)

9*.	程度	0	1	2	3	4	5	6
10*.	達成度	0	1	2	3	4	5	6
11*.	能力活用不足	0	1	2	3	4	5	6
12*.	満足感	0	1	2	3	4	5	6	9

第 5 章
慢性精神疾患の quality of life 評価の現状と Quality of Life 評価尺度（QLS）

　精神分裂病のような経過の長い精神疾患の治療や研究に関わる臨床家にとって，近年，患者の quality of life に対するより強い関心が日本においても集まるようになっている。欧米では，1970年代後半から，地域精神医療援助プログラムや社会復帰施設の利用に関連した quality of life 研究が開始され，精神障害患者の quality of life について，いくつかの知見が得られている[17,23]。しかし，日本では，浜村ら[3]，宮田ら[14,15]，亀井ら[5]による予備的研究が報告されている程度であり，関心の高さに比較して実際の quality of life 研究はあまり行われていないように思われる。このような現状は，日本の精神科医療を反映したものかもしれないが，近年，精神障害者の社会復帰治療が加速され，状況は大きく変化してきている。したがって，今後日本においても，精神科領域の quality of life 研究が活発化する可能性がある。

　1994年までに，慢性精神疾患患者の quality of life については，いくつかの総説[10,17,23]が出されている。しかし，これらはいずれも問題点を指摘するのにとどまっている。また，信頼性・妥当性のある quality of life 評価尺度を利用することができなかった。本書は，このような状況に対して，資料を提供し，quality of life の定義や方法論について議論する契機となることを期待している。また，読者の研究目的に合致すれば，この評価尺度を実際に使用し，quality of life 評価の指標として利用することもできる。

　Quality of life 概念は，黒田によれば，何でも入る大きな器で，quality of life 概念の使用に正当性が問われないことが研究者の保証になっている[6]，とまで言われる多次元的な構成概念である。例えば，砂原は，quality of life を「脳死」から「創造的活動」に至る生命・生活の質のレベルとして捉えているし[10]（図1），また，上田は，quality of life を「客観的QOL」・「主観的QOL」に二分し前者をさらに「生命の質（生物レベル）」・「生活の質（個人レベル）」・「人生の質（社会レベル）」に分けて捉えようとしている[24]（図2）。

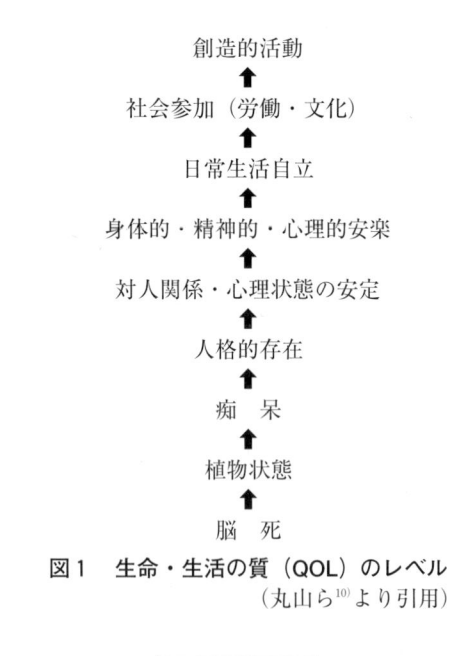

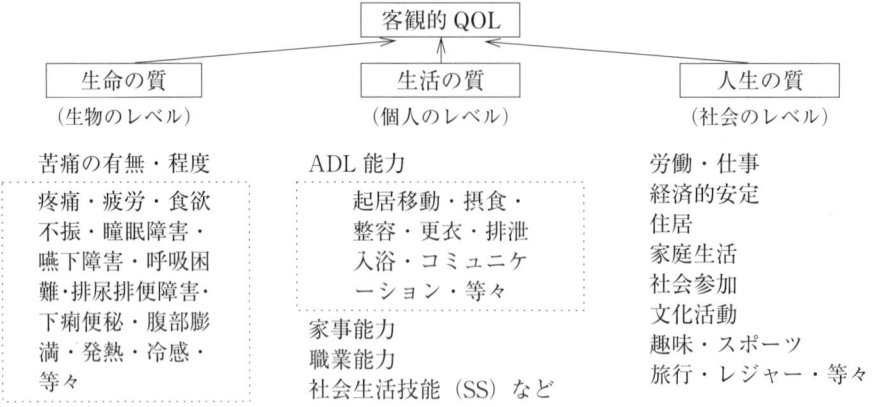

創造的活動
↑
社会参加（労働・文化）
↑
日常生活自立
↑
身体的・精神的・心理的安楽
↑
対人関係・心理状態の安定
↑
人格的存在
↑
痴　呆
↑
植物状態
↑
脳　死

図1　生命・生活の質（QOL）のレベル
（丸山ら[10]より引用）

客観的QOL
├─ 生命の質（生物のレベル）
│　　苦痛の有無・程度
│　　疼痛・疲労・食欲不振・睡眠障害・嚥下障害・呼吸困難・排尿排便障害・下痢便秘・腹部膨満・発熱・冷感・等々
├─ 生活の質（個人のレベル）
│　　ADL能力
│　　起居移動・摂食・整容・更衣・排泄・入浴・コミュニケーション・等々
│　　家事能力
│　　職業能力
│　　社会生活技能（SS）など
└─ 人生の質（社会のレベル）
　　　労働・仕事
　　　経済的安定
　　　住居
　　　家庭生活
　　　社会参加
　　　文化活動
　　　趣味・スポーツ
　　　旅行・レジャー・等々

図2　客観的QOLの内容（例示）（上田[24]より引用）

また，武藤は，保健医療関連のquality of lifeを主観的意識・個体の状態・外的環境の3要素に分けてquality of life概念の説明を試みている[16]。このように，quality of life概念は，多面的・多次元的な広がりを持っており，多くの研究者が定義や評価法に標準的といえるような方法論がまだ確立していないことを繰り返し指摘してきた。

しかし，1991年以降開催された「医療におけるQOL評価に関するWHO会議」の成果として，WHO開発によるQOL評価尺度（WHOQOL）が開発され，今後，quality of life評価のスタンダードになることは間違いない[9]と考えられている。その中間報告[25]によれ

表1　WHOQOLの5つの領域（ドメイン）と33の側面（ファセット）

領域Ⅰ　身体的状態と機能
　a）身体的状態
　　1．苦痛と不快
　　2．活力と疲労
　b）身体的機能
　　3．性的活動
　　4．睡眠
　　5．運動機能
　　6．移動性
　　7．感覚機能

領域Ⅱ　心理的機能
　a）認知機能
　　8．認知機能
　b）感情機能
　　9．幸福と満足
　10．抑うつ
　11．不安
　12．有望と楽観
　c）自己認識
　13．自尊心
　14．自己価値観
　15．身体イメージ

領域Ⅲ　自立レベル
　16．日常生活動作を行う能力
　17．物質依存
　18．意思伝達能力
　19．就労能力
　20．レクリエーションや余暇の参加と機会

領域Ⅳ　他者との関係
　21．孤立／他者との交際
　22．家族の支援
　23．友人／知人からの支援
　24．扶養者／支持者としての活動
　25．宗教

領域Ⅴ　環境
　26．自由，身体的安全と保護
　27．家庭環境の質
　28．職場環境の質
　29．仕事の満足感
　30．新しい知識や技術を獲得する機会
　31．経済状況
　32．医療的・社会的ケアの利用と質
　33．交通機関

著者注：各側面（ファセット）は，WHOの中間報告に基づくものであり，WHOQOLの最終的な構成と異なる可能性がある。

ば，quality of life は，「個人が生活している文化や価値制度の中で，目標・期待・規準・関心について自分が人生のどのような位置にいると認知するか」と定義され[22,25]，quality of life は最終的には個人の認知によって決定されるものと捉えられている。さらに，quality of life は，身体的健康・心理的状態・自立レベル・他者との関係・環境，の5つのドメイン domain（領域）によって複雑に影響を受ける概念であることが仮定されている[25]。WHOQOLは，この quality of life 概念を具体化し数量化するために開発されている一般人を対象にした quality of life 評価尺度である。表1のように，WHOQOLは，5つのドメインを含む基本構造を持ち，各ドメインは5～8個のファセット facet（側面）と呼ばれる下位項目に分かれ，さらに，各ファセットは8個程度の質問を含んでいる，というよ

うな階層的構造をしている。このように，quality of life の定義や WHOQOL の構造が公開されることによって，quality of life 研究は，国際的に見ても，現在，新たな局面を迎えようとしている。

先に述べたように，精神科領域では，1970年代後半頃から，地域精神医療援助プログラムや社会復帰施設の利用の効果判定の重要な指標の1つとして quality of life が評価されるようになった[17,23]。Stein らは，慢性精神障害患者を対象にして，患者の生活状況・就労状況・余暇時間活動・社会的関係・環境の質・生活の満足感を Community Adjustment Form を用いて地域治療プログラムと入院治療との比較研究を行った[21]。また，Malm らは，慢性精神分裂病患者を対象にして，住居と家財・知識と教育・対人交流・依存性・内的体験・医学的ケア・余暇・就労・宗教の9つのセクションを網羅した Quality of Life Checklist を用いて患者の状況を系統的に調査した[8]。Bigelow らは，慢性精神病や薬物乱用・アルコール依存患者を対象にして，身体的機能・経済的機能・独立性・心理的機能などからなる Oregon Quality of Life Questionnaire を用いて地域精神保健援助プログラムを評価した[17]。さらに，Lehman らは，慢性精神障害患者を対象にして，居住状況・家族関係・社会的関係・余暇活動・仕事・収入・安全性・健康の8つの生活領域を Quality of Life Interview を用いて評価し，一般人の quality of life と比較した[7]。Heinrichs らは，慢性精神分裂病患者を対象にして，Quality of Life Scale を用いて対人関係，仕事・学校・家事などの役割遂行，精神内界の基礎，一般的所持品と活動の4つの側面から調査を行い，評価尺度の信頼性と妥当性について報告した[4]。

これらの研究は，精神科領域における quality of life の初期の研究であり，研究者によって quality of life の概念も異なり，対象とされた患者の性質も異なっている。しかし，それでも全体として，精神障害患者の quality of life は，評価されたほとんどの分野で低いことが明らかにされた[23]。

さらに，社会復帰治療の効用について，いくつかの研究が報告されている。Simpson らは，総合病院精神科急性期病棟の入院患者と24時間看護付きの hostel ward および1週間毎の訪問サービスがあるグループホームに居住している患者の quality of life を Lehman の Quality of Life Interview を使用して比較し，急性期病棟・hostel ward・グループホームの順で quality of life が高くなり，急性期病棟と比較して，hostel ward とグループホームは類似点の多いことを示した[20]。

また，宮田らは，精神科病院に長期入院後退院し単身で平均1.3年地域で生活している精神分裂病外来患者と慢性期病棟の入院患者の quality of life を社会適応尺度-Ⅱ（SAS-Ⅱ）を使用して比較した予備的報告を行い，外来患者は入院患者より活動の程度・外見や

身なり・自己評価（生活全般の満足感を評価する項目）が良好で quality of life が高いことを示した[14]。

　Gibbons らは，総合病院精神科病棟または精神科病院に長期入院後退院して hospital-hostel に入居した患者に対して quality of life の縦断的調査を Behaviour Observation Instrument (Alevizos ら，1978) を使用して行った。hospital-hostel は，病院から徒歩約5分の市街地にあり，20室に看護スタッフ20名・嘱託医2名・パートタイムの心理士と作業療法士各1名によって家庭的雰囲気を重視して運営されている英国の社会復帰施設である。その結果，hospital-hostel に入居1年後に，外出や家族や友人との交流に当てられる時間は増加し，逆に，無為に過ごしたり食堂に行列するような不適切な行動に当てられる時間は減少し，hospital-hostel への入居は quality of life の上昇に効果があったことが示された。また，入居者は，hospital-hostel には自由があり病棟に戻りたくないと感じていた[2]。

　Pinkney らは，精神科病院社会復帰部門を退院し地域生活を始めた精神障害患者を対象に，生活の場の変化が quality of life に及ぼす効果を縦断的に Client's Quality of Life Instrument (CQLI) と Uniform Client Data Instrument (UCDI) (いずれも Mulken ら，1989) を使用して調査した。その結果，長期入院にもかかわらず，患者は1年後に地域社会にかなりよく適応しており，96％の患者は病院を退院した結果 quality of life が改善したと感じ，78％は社会復帰プログラムがライフスタイルの改善に役立ったと感じていた[19]。

　Okin らは，州立精神科病院から24時間ケア付きグループホームに退院した慢性精神障害患者を対象に，Okin らが開発した100項目以上から構成される面接基準によって quality of life を縦断的に調査した。その結果，退院後11年経過した患者は，家族・友人・地域の人とのネットワークが広がり，食事・清潔・プライバシーなど生活環境が改善し，ベッドメイキング・買物・炊事・洗濯などの基本的活動に対応する能力が改善した，と感じていた。また，退院後11年目の調査で再入院を希望したのは30名中1名だけだった[18]。

　さらに，宮田らは，精神科病院に長期入院後退院し精神障害者グループホームに入居した精神分裂病患者を対象に，SAS-II を使用して quality of life を縦断的に調査し，中間報告を行った。その結果，SAS-II の家族および自己評価はグループホーム入居3カ月後に改善したことを示した[15]。

　これらの研究は，quality of life の評価法がそれぞれ異なっており，いくつかの研究では対照を欠いたり被験者数が少ないために，結果の解釈には慎重でなければならないが，精神科病院を退院し地域生活が維持できた患者の客観的・主観的 quality of life が高いことが一様に指摘されている。また，患者を退院させ地域生活を支援するために建設された

グループホームやhostelなどの社会復帰施設や社会復帰支援プログラムの効用を明らかにしている。

このように，精神科領域においては，主に，社会心理的治療の効果を検討するためにquality of lifeが評価されてきたと考えられる。しかしながら，1980年代後半頃から，抗精神病薬の臨床試験においても，quality of lifeの評価に新たに関心が持たれるようになってきている。臨床精神薬理学の分野でquality of lifeの評価に関心が集まるようになった理由として，米国のMeltzerは，非定型抗精神病薬の台頭が契機になったことを指摘し[13]，また，クロザピンのような非定型抗精神病薬の有効性を証明するのに，従来の臨床試験で使用されてきたBPRSのような精神症状評価尺度や臨床全般改善度Clinical Global Impressions・臨床全般重症度Clinical Global Severityを評価するだけでは十分とは言えず，精神病理症状・認知機能・錐体外路症状（遅発性ジスキネジアを含む）・**quality of life**・病院への再入院・家族の負担・服薬遵守性・疾病と治療に要する費用・社会的影響，の評価を多次元的に行い，今まで見落とされてきた抗精神病薬の潜在的な効果を明らかにする必要があることを指摘している[12]。

抗精神病薬の対quality of life効果について報告した初期の文献は，米国のMeltzerら[11]およびBreierら[1]の2件である。これは，同時期の降圧薬や抗癌剤の報告数に比べると圧倒的に少ないが，米国では，リスペリドンやオランザピンなどの非定型抗精神病薬の臨床試験にquality of life評価が導入され，90年代後半には報告数も増えている。Heinrichsらの作成したQuality of Life Scale（QLS）は，これらの臨床試験において現在もっともよく使用されているquality of life評価用の尺度であり，非定型抗精神病薬の対quality of life効果を判定するための評価尺度としてその地位を確立している。

著者は，quality of life概念が抗精神病薬の臨床試験に導入されることによって，抗精神病薬の評価で従来無視されてきた少なくとも2つの点について好ましい変化が期待できると考えている。1つは，精神分裂病の精神病理症状の結果生じた対人関係や仕事における役割機能などの患者の生活上の能力低下について薬理学的な関心を臨床医が持つようになることである。もう1つは，抗精神病薬の評価の主体が臨床医だけにあるのではなく患者自身にもあるということに気付かされるということである。このような抗精神病薬の効果の評価法に対する発想の転換は，従来の病院・医師中心の治療論理に対する批判である，ということもできる。しかし，患者のquality of lifeに配慮することが医療者に強く求められるようになっており[23]，今後，quality of lifeに注目した抗精神病薬の効果判定はさらに重要性を帯びたものになると考えられよう。

文　献

1) Breier, A., Buchanan, R. W., Irish, D. et al.: Clozapine Treatment of Outpatients With Schizophrenia: Outcome and Long-Term Response Patterns. Hosp. Community Psychiatry, 44: 1145-1149, 1993.
2) Gibbons, J. S. and Butler, J. P.: Quality of Life for 'New' Long-stay Psychiatric Inpatients: The Effects of Moving to a Hostel. Br. J. Psychiatry, 151: 347-354, 1987.
3) 浜村智子, 津田彰: 外来精神分裂病者と入院精神分裂病者のQuality of Life (QOL) の比較. 日本心理学会50回発表論集, 723, 1990.
4) Heinrichs, D. W., Hanlon, T. E. and Carpenter, W. T., Jr.: The Quality of Life Scale: An Instrument for Rating the Schizophrenic Deficit Syndrome. Schizophr. Bull., 3: 388-398, 1984.
5) 亀井啓輔, 高柳功: 精神障害者のQOL, 予備的調査の集計結果. 精神医療におけるQOLの評価に関する研究, 平成5年度厚生科学研究分担研究報告書, pp. 23-28, 1994.
6) 黒田裕子: クオリティ・オブ・ライフ (QOL) その概念的な側面. 看護研究, 25: 98-106, 1992.
7) Lehman, A. F., Ward, N. C. and Linn, L. S.: Chronic Mental Patients: The Quality of Life Issue. Am. J. Psychiatry, 139: 1271-1276, 1982.
8) Malm, U., May, R. A. and Dencker, S. J.: Evaluation of Quality of Life of the Schizophrenic Outpatients: A Checklist. Schizophr. Bull., 7: 477-487, 1981.
9) 丸山晋, 武藤正樹, 今中雄一, 他: 精神医療におけるQOLの評価に関する研究. 精神医療におけるQOLの評価に関する研究, 平成5年度厚生科学研究分担研究報告書, pp. 1-22, 1994.
10) 丸山晋, 氏原鉄郎: 精神医療におけるQOL評価に関する一考察. 精神医療におけるQOLの評価に関する研究, 平成5年度厚生科学研究分担研究報告書, pp. 44-50, 1994.
11) Meltzer, H. Y., Burnett, R. N., Bastani, B. et al.: Effects of Six Months of Clozapine Treatment on Quality of Life of Chronic Schizophrenic Patients. Hosp. Community Psychiatry, 41: 892-897, 1990.
12) Meltzer, H. Y.: Dimensions of Outcome with Clozapine. Br. J. Psychiatry, 160 (suppl. 17): 46-53, 1992.
13) Meltzer, H. Y. and Bond, D. D.: Quality of Life in Schizophrenia: Importance for Psychopharmacology Research and Practice. Quality of Life News Letter, 9: 8-9, 1994.
14) 宮田量治, 山岸由幸, 藤井康男, 他: 長期入院を経験した慢性精神分裂病患者のquality of life (QOL) について. 日社精医誌, 2: 73-78, 1993.
15) 宮田量治, 藤井康男, 佐々木重雄: 精神障害者グループホームに入居した慢性精神分裂病患者のquality of life (QOL) について. 山梨医学, 22: 84-88, 1994.
16) 武藤正樹, 今中雄一: QOLの概念とその評価方法について. 老精医誌, 4: 969-975, 1993.
17) 武藤正樹: 精神疾患とQOL. 精神医療におけるQOLの評価に関する研究, 平成5年度厚

生科学研究分担研究報告書, pp. 29-33, 1994.
18) Okin, R. L. and Pearsall, D. : Patient's Perceptions of Their Quality of Life 11Years After Discharge From a State Hospital. Hosp. Community Psychiatry, 44 : 236-240, 1993.
19) Pinkney, A. A., Gerber, G. J. and Lafave H. G. : Quality of Life After Psychiatric Rehabilitation : Patients' Perspective. Acta Psychiatr. Scand., 83 : 86-91, 1991.
20) Simpson, C. J., Hyde, C. E. and Faragher, E. B. : The Chronically Mentally Ill in Community Facilities : A Study of Quality of Life. Br. J. Psychiatry, 154 : 77-82, 1989.
21) Stein, L. I. and Test, M. A. : Alternative to Mental Hospital Treatment. Arch. Gen. Psychiatry, 37 ; 392-397, 1980.
22) 高柳功：WHO の QOL 評価について，WHOQOL 開発への経過．精神医療における QOL の評価に関する研究，平成 5 年度厚生科学研究分担研究報告書，pp. 39-43, 1994.
23) 立山萬里，宮田量治：精神分裂病者の QOL．老精医誌，4：1013-1020, 1993.
24) 上田敏：リハビリテーションの目標としての ADL と QOL．リハビリテーション医学の世界，pp. 148-165, 三輪書店, 東京, 1992.
25) WHOQOL Group : Study Protocol for the World Health Organization Project to Develop a Quality of Life Assessment Instrument (WHOQOL). Quality of Life Research, 2 : 153-159, 1993.

第 6 章
Quality of Life 評価尺度（QLS）を使用した非定型抗精神病薬の臨床試験

　本章では，Quality of Life 評価尺度（QLS）が実際に使用された臨床試験を紹介し，QLS の臨床薬理学的な利用可能性について考察したい。

　抗精神病薬は，これまでに，精神分裂病の急性精神病症状や再発の減少に有効であることが証明されてきたが，その一方で，急性錐体外路症状，遅発性ジスキネジアや二次性陰性症状[4]などの有害な副作用を起こす結果，患者の生活を新たに障害する可能性もあるため[1,2]，患者にもたらされる危険と利益（risk-benefit）の両面から有用性が検討されてきた。これらの検討では，Brief Psychiatric Rating Scale（BPRS）の得点改善率や錐体外路症状などの副作用出現率の低さが患者の利益を代表する指標であると仮定されてきた[5]が，非定型抗精神病薬の台頭に伴って，このような従来の抗精神病薬の評価方法には限界のあることが明らかになってきた。米国の Meltzer は，非定型抗精神病薬・クロザピンの有効性を証明するのに，従来の臨床試験で使用されてきた BPRS のような精神症状評価尺度や臨床全般改善度 Clinical Global Impressions・臨床全般重症度 Clinical Global Severity の評価だけでは十分とは言えず，精神病理症状・認知機能・錐体外路症状（遅発性ジスキネジアを含む）・**quality of life**・病院への再入院・家族の負担・服薬遵守性・疾病と治療に要する費用・社会的影響，の評価を多次元的に行う必要があることを提案している[10]。このように，評価を多次元的に行うことによって，今まで見落とされてきた抗精神病薬の潜在的効果が明らかになるためである。

　非定型抗精神病薬による対 quality of life 効果を検討したもっとも初期の研究は，米国の 2 つの研究者グループによるクロザピンの報告[3,9]である。また，90 年代後半には，新しい非定型抗精神病薬・オランザピンによる大規模な臨床試験の報告が相次いで行われた。つまり，非定型抗精神病薬の臨床試験においては，さきに Meltzer が指摘したような多次元的評価が現実のものとなって，その中でも quality of life は重要な指標と見なされるよ

表1 Quality of Lifeへの効果が検討された分裂病患者を対象とする非定型抗精神病薬の臨床試験

研究者	報告年	試験デザイン	N	試験期間	試験薬	対照薬	評価尺度	結果の概略
Meltzer ら[9]	1990	オープン	38	6月	CLZ		QLS	総得点，すべての因子得点で改善あり
Breier ら[3]	1993	オープン	35	12月	CLZ		QLS	改善の傾向あり
Tran ら[13]	1997	二重盲検	339	28週	OLZ	RIS	QLS	両薬剤ともQOLは改善。ただし，対人関係得点はOLZがRISより優れる
Hamiltonら[7]	1998	二重盲検	335	24週	OLZ	HPD プラセボ	QLS	OLZではいくつかの因子得点で改善。HPDでは改善を認めず
Revicki ら[12]	1999	二重盲検	828	52週	OLZ	HPD	QLS	OLZはHPDより優れる。総得点，精神内界，役割遂行得点で改善あり
							SF-36	SF-36点数には差なし
Ho ら[8]	1999	オープン	42	6月	RIS	OLZ	RSYCH	QOLに同等の改善
藤井ら[6]	2000	オープン	29	52週	OLZ		QLS	総得点，すべての因子得点で改善あり

CLZ：クロザピン，OLZ：オランザピン，RIS：リスペリドン　HPD：ハロペリドール　QLS：Qualtiy of Life Scale, SF-36：36-item Short-Form Health Survey in the Medical Outcomes Study, PSYCH：Psychiatric Status You Currently Have

表2 Quality of Life (QLS) を使用した2つのクロザピン臨床試験の比較

研究者	報告年	対象	BPRS総得点 (基準値)	試験期間	再発率と再入院率	クロザピンの対QOL効果
Meltzer ら[9]	1990	治療抵抗性精神分裂病患者 38名	48.9点	6ヵ月 (再入院率のみ12ヵ月)	再発率 データなし 再入院率 21%(←78.9%)	QLS総得点の6ヵ月改善率 59.9% 対人関係・役割遂行・精神内界・所持品の4つの因子得点も改善
Breier ら[3]	1993	安定した外来通院精神分裂病患者 35名	36.5点	12ヵ月	再発率 19%(←85.7%) 再入院率 7.7%(←38.5%)	QLS総得点は6ヵ月後に変化なく12ヵ月後に改善する傾向 因子得点について記載なし

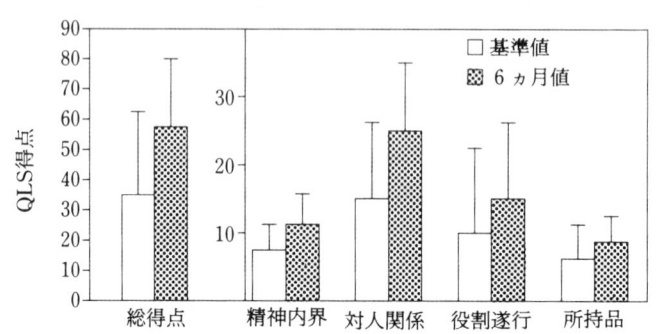

図1 38名の患者のクロザピン治療開始時と6ヵ月後の Quality of Life Scale (QLS) 得点

基準値と6ヵ月値の差は，危険率0.0001（総得点・精神内界・対人関係），0.02（役割遂行），0.006（所持品）でそれぞれ統計学的に有意である。(Meltzer ら[9]より引用)

うになっている。表1には，2000年までに報告された quality of life への効果が検討された分裂病患者を対象とする抗精神病薬の臨床試験がまとめてある。海外で行われた90年代の報告はいずれも比較試験で，ふたつの薬物の違いをより鮮明にするための手段として quality of life の評価が導入されている。また，表1にある研究のうち，Ho らによる研究を除くすべての研究で QLS が用いられていた。つまり，QLS がこの領域における主要な尺度であることが明らかである。本章では，QLS が用いられたもっとも初期の2つの研究について詳しく紹介し，さらに最近の代表的な研究をまとめた。

Meltzer らのクロザピン臨床試験

　Meltzer らは，DSM-III-R の精神分裂病の診断基準を満たす入院患者で，少なくとも6週間・最低3つの種類の異なる抗精神病薬治療に反応しなかった治療抵抗性の患者38名を対象としてクロザピンの臨床試験を行った。患者背景は，23名（61%）は男性，33名（87%）は白人で，年齢は35.3±11.5歳，発病年齢は20.9±5.6歳，罹病期間は14.5±7.6年，調査開始前の入院回数は8.2±6.9回だった。クロザピンの治療は，1日25mg から開始し，最高投与量1日489±30mg まで漸増した。対象患者の精神病理症状は，BPRS を用いて評価した。また，quality of life は，Quality of Life Scale（QLS）を使用し，QLS 総得点と4つの下位尺度（精神内界・対人関係・役割遂行・所持品）各得点をその指標とした。QLS は，基準値（クロザピン投与前値）を入院1カ月前に，クロザピン治療効果を投与開始6カ月後にそれぞれ測定した。また，就労・就学状況と再入院状況を併せて調査した。

　その結果（表2），BPRS 総得点の基準値は48.9±13.1点で，対象患者の精神病理症状の重症度は中等度ないし重度だったが，クロザピン投与6週間後に14名（37%）で，さらに，6カ月後には23名（61%）で，BPRS 総得点が20%以上改善した。QLS 得点については，図1に示したように，QLS 総得点の基準値は36.9±26.9点（分布範囲は0～100点で，中央値は28.5点）で，中等度ないし重度の機能障害が認められたが，クロザピン投与6カ月後に59±21.4点（それぞれ10～98点，57点）に改善した。QLS 総得点の改善率は59.9%で，中央値の改善率は100%だった。また，38名中22名（57.8%）は QLS 総得点が50%以上改善し，16名（42.1%）は100%以上改善した。QLS の4つの因子のうち，クロザピン治療によって最も改善したのは，対人関係（72.2%）で，これに精神内界（70.8%）が続いた。また，役割遂行・所持品の改善率は，それぞれ，64.6%・22.7%だった。治療期間と QLS の改善に有意な関係は認められなかった。また，QLS 基準値と患

表3 クロザピン治療前（基準値）と治療後6ヵ月・12ヵ月の精神分裂病外来患者の精神病理・機能水準・Quality of Life 各評価尺度の平均得点

評価尺度	基準値 得点	SD	6ヵ月 得点	SD	12ヵ月 得点	SD
Brief Psychiatric Rating Scale (BPRS) 陽性症状尺度[1]	11.6	5	9.9**	4	9.4**	4
BPRS 総得点[1]	36.5	10	32.1***	7	32.5**	7
Level of Functioning Scale[2]	14.1	4	16.3***	6	17.7**	7
Schedule for the Assessment of Negative Symptoms[1]	45.9	18	41.9	21	41.6*	18
Quality of Life Scale[3]	44.5	19	47.6	23	54.2*	28

[1] 得点が高いほど精神病理は重度である。
[2] 得点が高いほど機能水準は良好である。
[3] 得点が高いほど quality of life は良好である。
***$p \leq .01$ 基準値との比較
**$p \leq .05$ 基準値との比較
*$p \leq .15$ 基準値との比較

(Breier ら[3] より引用)

者背景因子との間に有意な相関は認められなかった。

6ヵ月後の就労・就学状況は，24名（63.2％）が失業または休学だった。また，再入院回数は，クロザピン治療開始前1年間に30名（78.9％）で延べ46回あったものが，治療開始後1年間では8名（21％）で8回に減少した。

Breier らのクロザピン臨床試験

Breier らは，DSM-III-R の慢性精神分裂病の診断基準を満たす安定した外来通院患者で，通常の抗精神病薬治療を受けても陽性あるいは陰性の残遺症状を認める患者を対象にしてクロザピンの臨床試験を行った。精神科病歴調査と患者をよく知る者からの情報も収集した。方法は，はじめに，6週間フルフェナジンを投与して臨床的安定性と残遺症状の存在を確認した後，10週間のハロペリドール・クロザピンの二重盲検比較試験を行った。この試験の後，クロザピン投与群は試験をそのままオープンで継続し，ハロペリドール投与群はクロザピンに変更してオープンで1年間投与を継続した。試験期間中，診察を1週間毎に行い，錠剤数の確認・処方状況の調査・家族や精神保健従事者への確認による服薬遵守

状況の調査も同時に行った。対象患者の精神病理症状は，陽性症状尺度（BPRSの幻覚・猜疑心・思考解体・思考内容の異常の4項目得点を合計した尺度）・全般的尺度（BPRS総得点）・Schedule for the Assessment of Negative Symptoms（SANS）によって評価し，機能水準とquality of lifeは，それぞれ，Level of Functioning Scale・Quality of Life Scale（QLS）によって評価した。BPRSとSANSは，最初の10週間は毎週，その後は1カ月毎に評価し，機能水準とquality of lifeは，クロザピン投与前（基準値）と投与後6カ月・12カ月にそれぞれ評価した。また，患者の治療前および治療開始後12カ月の再発状況を調査した。

その結果（表2），39名（クロザピン19名，ハロペリドール20名）が二重盲検試験を終了し，長期試験に移行した。このうち，4名は最初の6カ月で脱落した（肝障害1名，服薬遵守不良3名）が，残り35名は6カ月の試験を終了し，この35名中30名は1年間の試験も終了した（5名は追跡期間がまだ1年未満）。35名の年齢は34±7歳で，このうち，26名（74%）は男性で白人だった。罹病期間は14.2±6年，入院回数は6.4±9年だった。また，クロザピンの投与量は6カ月で435.3±121mg，12カ月で439.4±119mgだった。

BPRSの陽性症状尺度得点に基づいて改善率を調査したところ，1年間の長期試験を終了した30名中，60%（18名）が改善し，この18名中17名（95%）は4カ月以内に改善した。改善群と非改善群は，性別・発病年齢・入院回数・評価時のクロザピン投与量に有意差を認めなかったが，改善群の方が初回入院年齢が低い傾向があった。

再発と再入院については，治療開始前12カ月では，調査が可能だった21名中18名（85.7%）が再発を経験していたが，クロザピン治療開始後12カ月では再発したのは4名（19%）に過ぎなかった。また，入院についてデータの得られた26名中，クロザピン治療開始前12カ月では10名（38.5%）が入院していたが，治療開始後12カ月に入院したのは2名（7.7%）だけだった。クロザピン治療開始後12カ月の再発および入院の回数・期間は，それぞれ有意に減少した。

クロザピン長期試験の効果をBPRSの陽性症状尺度得点・総得点およびLevel of Functioning Scale・SANS・QLSの各得点によって検討したところ，表3のように，各評価尺度得点の経時変化パターンには差が認められた。BPRS陽性症状尺度得点・総得点およびLevel of Functioning Scaleの得点は基準値より6カ月後に有意に改善したが，SANS・QLS得点は6カ月後に有意な改善は認められず，12カ月後に改善する傾向のみが認められた。つまりBPRS陽性症状尺度得点・総得点およびLevel of Functioning Scaleの得点は6カ月でプラトーに達するが，SANSはそれに約1年を要し，QLSでは1年以上かかることが示唆された。

MeltzerらとBreierらの報告は，いずれも，クロザピン治療を行うと，治療開始前より再入院率が劇的に減少し，QLS得点も増加する（または増加する傾向がある）ことを示し，クロザピンの精神病症状の再発予防に対する有効性と対quality of life効果が示唆されるものである。しかし，QLS得点の経時変化パターンには両者に相違が認められた。Meltzerらの報告では，6カ月後にQLS総得点・4つの下位尺度得点がすべて有意に改善した。一方，Breierらの報告では，12カ月経過してもQLS総得点は改善する傾向を認めただけであったが，その後さらに得点が上昇するような経時変化パターンを示した。これら2つの報告は，対象患者の属性が異なっている（表2）ため，結果の相違は患者の属性によるものかもしれない。

いずれにしても，これら2つのクロザピン臨床試験が明らかにしたことは，QLSを利用して抗精神病薬の対quality of life効果を評価するためには，2〜3カ月程度の短期臨床試験では期間が短すぎてその効果を見落とす可能性があり，6〜12カ月以上の長期試験を行うことによって初めてその効果を判断することができる，ということである。

QLSの点数が変化するためには，対人関係のあり方や，役割遂行の程度，目的や計画性，時間の有効な活用などが一般的に健康とみなされる水準に向かって明らかに変化しなければならない。しかし，このような生活機能の回復は，精神病状が改善してはじめてもたらされるものであるし，精神症状が改善してもただちにもたらされるとは限らない。例えば，病気によって一度失われた対人関係が元の状態に復帰するには時間がかかる。患者自身が病気から回復したことを実感し，病気によって損なわれた自尊心や自信が回復してこなければ，対人関係の広がりや深まりを求めることは容易ではない。家族や精神保健関係のスタッフをこえて，途絶えていた友人との関係を再開するためには大変な勇気が必要であろう。そして，対人関係のなかで積極的にイニシアティブを発揮するためには，それよりさらに時間がかかるかもしれない。外来で安定している患者のなかには年単位でようやく回復にいたる例もある。精神病からの回復がQLS点数に反映されるためには，その変化を取りこぼさないような十分な研究期間を設定する必要があろう。

オランザピンのQOL試験

新しく導入された非定型抗精神病薬・オランザピンは，quality of lifeへの有効性が一連の大規模な臨床試験によって精力的に検討されており，90年代後半にその結果が相次いで報告されている。Tranらの試験[13]は，オランザピンとリスペリドンの多施設二重盲検比較試験であり，DSM-IVの精神分裂病，分裂病型障害，ないし分裂感情障害と診断され

た339例を対象として行われた。オランザピンは，15mg から投与開始され，10〜20mg の用量域，一方，リスペリドンは，2 mg から投与開始され，4〜12mg の用量域で投与が行われた。平均投与量は，オランザピンが17.2±3.6mg，リスペリドンが7.2±2.7mg であり，試験期間は28週であった。QOL の評価には，QLS が用いられたが，28週の試験終了時点で，オランザピン群，リスペリドン群のいずれにおいても，QLS 総得点，すべての因子得点で有意な改善が認められた。一方，両群を比較すると，対人関係得点では，オランザピン群のほうがリスペリドン群より，強い改善が認められた。

Hamilton らの試験[7]，Revicki らの試験[12]は，いずれも，従来型の抗精神病薬・ハロペリドールが対照薬に用いられた比較試験である。前者は，北米で行われた多施設二重盲検比較試験で，比較にはプラセボも用いられた。DSM-III-R の精神分裂病と診断された335例を対象としており，オランザピン群は，用量別に，5±2.5mg の低用量群（2.5〜7.5mg の用量域），10±2.5mg の中用量群（7.5〜12.5mg の用量域），15±2.5mg の高用量群（12.5〜17.5mg の用量域）の3群がもうけられ，10〜20mg の用量域で投与されたハロペリドール群，プラセボ群の5群に分けた比較が行われた。試験期間は24週で，6週間の短期投与によって反応性の認められた患者に投与が継続された。オランザピンの投与量別の検討結果では，24週の評価時点で低用量群では6.7±26.4点，中用量群では24.6±26.2点，高用量群では15.5±21.5点の QLS 総得点の増加があり，中用量群，高用量群では基準値と比べて有意な改善が認められた。一方，Revicki らが行った多国間多施設共同二重盲検比較試験は，精神分裂病，分裂病型障害，あるいは，分裂感情障害と診断された828例が対象であり，試験期間は52週だった。オランザピン群の QLS 総得点の基準値は51.6±20.9点であり，これが6週後には6.5±14.9点，52週後には13.2±19.0点増加した。ハロペリドールとの比較では，6週時点で，オランザピン群の方が，QLS 総得点，精神内界，対人関係の2つの因子得点に有意な改善が認められた。さらに，52週時点では，やはりオランザピン群において，QLS 総得点，精神内界，役割遂行の2つの因子得点に有意な改善が認められた。

日本では藤井らによってオランザピンのオープン QOL 試験が行われている[6]。ICD-10 の精神分裂病，分裂病型障害，または分裂感情障害と診断された29例が対象で，この中には18例のデイケア通所患者が含まれていた。オランザピンは5〜7.5mg で投与が開始され，5〜15mg の範囲で投与が継続された。試験期間は24週で，反応の認められたものについては48／52週まで投与延長可能とされた。QOL 評価には QLS が用いられた。この試験における QLS 総得点の基準値は38.96±17.11点であり，治療抵抗性症例を対象とした Meltzer らの結果に近く，Revicki らの比較試験[12]よりも QOL が障害された患者が対象と

なっていたが，オランザピン投与24週時点でQLS総得点は13.79±13.86点の増加が認められた。またそのときのQLS総得点，すべての因子得点は基準値に比して有意な改善が認められた。また，QLS総得点の20％以上の改善が認められた患者割合は，オランザピン投与開始12週では50％，24週，48／52週ではいずれも58.3％であった。

　近年のQOL試験の特徴として，患者の自己評価によるQOL尺度をQLSと併用するということが行われている。Revickiらの試験[12]では，一般的なQOLを評価するためのSF-36が併用されたし，藤井らの試験[6]でも，カナダのAwadらによるDrug Attitude Inventoryが併用され，薬物による患者の自覚体験が検討されたということである。分裂病患者の自己評価は，精神症状，陰性症状，抑うつ，錐体外路症状などのさまざまな要因に影響されるという問題も指摘されているが，分裂病患者の主観的判断の信頼性や妥当性を支持する報告も行われており，抗精神病薬の臨床試験においても，今後，QLSによって蓄積されてきた知見とともに新たな評価尺度の採用を探る動きが活発化するものと思われ，今後の動向に注目したいところである。

文　　献

1) Awad, A. G. : Quality of Life of Schizophrenic Patients on Medications and Implications for New Drug Trials. Hosp. Community Psychiatry, 43 : 262-265, 1992.

2) Awad, A. G. and Hogan, T. P. : Subjective Response to Neuroleptic and the Qualtiy of Life : Implications for Treatment Outcome. Acta Psychiatr. Scand., 89 (suppl. 380) : 27-32, 1994.

3) Breier, A., Buchanan, R. W., Irish, D. et al. : Clozapine Treatment of Outpatients With Schizophrenia : Outcome and Long-Term Response Patterns. Hosp. Community Psychiatry, 44 : 1145-1149, 1993.

4) Carpenter, W. T., Jr., Heinrichs, D. W. and Wagman, A. M. I. : Deficit and Nondeficit Forms of Schizophrenia : The Concept. Am. J. Psychiatry, 145 : 578-583, 1988

5) Diamond, R. : Drugs and the Quality of Life : The Patient's Point of View. J. Clin. Psychiatry, 46 : 5 (sec. 2) : 29-35, 1985.

6) 藤井康男，宮田量治，村崎光邦，他：精神分裂病通院患者へのolanzapine長期投与：QOLを含んだ多様な治療成果の検討．3：1083-1096, 2000.

7) Hamilton, S. H., Revicki, D. A., Genduso, L. A. et al. : Olanzapine versus Placebo and Haloperidol : Quality of Life and Efficacy Results of the North American Double-blind Trial. Neuropsychopharmacology, 18 : 41-49, 1998.

8) Ho, B. C., Miller, D., Nopoulos, P. et al. : A Comparative Effectiveness Study of Risperidone and Olanzapine in the Treatment of Schizophrenia. J. Clin. Psychiatry, 60 : 658-663, 1999.

9) Meltzer, H. Y., Burnett, R. N., Bastani, B. et al. : Effects of Six Months of Clozapine Treatment on Quality of Life of Chronic Schizophrenic Patients. Hosp. Community Psychiatry, 41：892-897, 1990.
10) Meltzer, H. Y. : Dimensions of Outcome with Clozapine. Br. J. Psychiatry, 160（suppl. 17）: 46-53, 1992.
11) 宮田量治：抗精神病薬療法と quality of life. デポ剤による精神科治療技法のすべて（藤井康男，功刀弘編），pp. 245-270, 星和書店，東京，1995.
12) Revicki, D. A., Genduso, L. A., Hamilton, S. H. et al. : Olanzapine versus Haloperidol in the Treatment of Schizophrenia and Other Psychotic Disorders : Quality of Life and Clinical Outcomes of a Randomized Clinical Trial. Quality of Life Research, 8 : 417-426, 1999.
13) Tran, P. V., Dellva, M. A., Tollefson, G. D. et al. : Oral Olanzapine versus Oral Haloperidol in the Maintenance Treatment of Schizophrenia and Related Psychosis. Br. J. Psychiatry, 172 : 499-505, 1988.

あとがき

　1993年3月に山梨県立北病院から徒歩で通える場所に民間のアパートが建設され，これは間もなく精神障害者グループホーム「コパン'93」として認可され運営されることになったが，私たちはこの試みに主治医として参加する機会を得た。長期入院患者が一度に15人も退院するという試みは北病院でも初めてのことであり，必ず成功させたいという強い意識を持って取り組んだ。長期入院を余儀なくされた患者たちのある者は施設症に陥り，この試みによる退院に積極的でなく，患者を根気よく説得し家族の不安にも対応しなければならなかった。しかし，退院に後込みした患者から「あの時に退院して本当に良かった」と後に感謝されるようになり，私たちの試みが誤っていなかったことを知ったのである。退院後の quality of life がどう変化するか調査しようというアイデアは，こんな試行錯誤の中から自然に出てきたものだった。この調査は，アパートの名前にちなんで「コパン'93プロジェクト」と呼ばれ，調査方法・対象数などに制限はあるものの quality of life に注目した精神科領域の日本の臨床研究としては初期の研究の一つになった。また，「コパン'93プロジェクト」では，大学の八木助教授から支援を受けて，Carpenter らの欠損症候群診断表で欠損症候群と診断された患者が退院・入居という環境変化刺激に対してどう反応するか検討する精神病理学的研究も行った。

　1993年に米国の Cleveland の Meltzer 教授のクリニックを訪問した藤井は，彼らの行っていた clozapine 治療による quality of life 評価研究に興味を持ち資料を収集していたが，そんな矢先，私どもに Quality of Life Scale (QLS) の翻訳の声が掛かり，今回の出版に結びついた。その後，1994年の10月に，私たちは Maryland Psychiatric Research Center と Cleveland の Case Western Reserve University を訪問し，QLS の使用法について学習し QLS が使用されている現場を実際に見学する機会を得た。そこではまさに informed consent が実施され，社会心理治療・患者への治療教育が活発に行われている中で QLS 評

価を含む研究が行われていた。これらを体験できたことは，私たちには得難い経験であった。

　デイケア・グループホーム・訪問などの社会心理的治療や援助の発展，そして非定型抗精神病薬の開発などは，すべて地域での障害者のリハビリテーションに貢献するものであり，精神障害者の quality of life 向上に結び付くことが目的である。北病院では，1995年3月に第2のグループホーム「パウゼ'95」を開設し，新たに10人がこのグループホームで生活することになった。現在私たちが行っている QLS 日本語版の信頼性研究では，グループホーム生活者を含む多くの方たちが快く協力してくれている。QLS 評価のためには，地域で生活していることが必要であるが，QLS の対象になるような人々が北病院の周りに年々増加していることを実感する。QLS が北病院で翻訳され，本書が刊行される背景には，このような患者さんの存在とそれを支える病院・地域スタッフの努力があったことを忘れてはならない。この場を借りて深く感謝申し上げたい。

　稿を終えるにあたり，慶應義塾大学医学部精神・神経科の八木剛平先生，国立精神・神経センター精神保健研究所社会精神保健部の北村俊則部長，翻訳に当ってご協力いただいた五明恵子様を始めとするイーライリリーの皆様，山梨県立北病院の佐々木重雄院長ならびにスタッフの皆様，星和書店編集部の皆様に心から感謝したい。

　1995年4月4日

山梨県立北病院　　宮田量治，藤井康男

訳者略歴

宮田　量治（みやた　りょうじ）
1965年生
1990年3月　慶應義塾大学医学部卒業
　　　　4月　慶應義塾大学病院精神神経科
1991年4月　山梨県立北病院
2000年10月　山梨県立北病院医長
主要著作：『デポ剤による精神科治療技法のすべて』（共著，星和書店，1995），『精神科薬物ハンドブック第2版』（共訳，医学書院MYW，1997），『精神分裂病の薬物療法100のQ&A』（共著，星和書店，2000），『心理アセスメントハンドブック第2版』（共著，西村書店，2001），『精神治療薬大系 下巻』（共著，星和書店，2001）

藤　井　康　男（ふじい　やすお）
1953年生
1977年3月　慶應義塾大学医学部卒業
1977年4月　慶應義塾大学病院精神神経科
1978年4月　山梨県立北病院
1985年9月～1986年8月
　　　　フランス政府給費留学生としてサボア県バッサンス公立病院に留学，P. A. Lambert博士より指導を受ける
1993年4月　山梨県立北病院副院長
1998年4月　慶應義塾大学医学部精神神経科客員講師
主要著作：『ランベールの精神科薬物療法』（共訳，国際医書出版，1986），『精神分裂病治療のストラテジー』（共著，国際医書出版，1991），『デポ剤による精神科治療技法のすべて』（共編・共著，星和書店，1995），『分裂病薬物治療の新時代』（ライフ・サイエンス，2000），『精神分裂病の薬物療法100のQ&A』（編・共著，星和書店，2000），『初回エピソード精神病』（共訳，星和書店，2000），『新薬で変わる分裂病治療』（共訳，ライフ・サイエンス，2001）

増補改訂　クオリティ・オブ・ライフ評価尺度——解説と利用の手引き

2001年10月31日　初版第1刷発行
2002年9月10日　初版第2刷発行

訳者代表　宮　田　量　治
発行者　石　澤　雄　司
発行所　株式会社　星　和　書　店
　　　東京都杉並区上高井戸1-2-5　〒168-0074
　　　電話　03（3329）0031（営業）／（3329）0033（編集）
　　　FAX　03（3304）3822

ⓒ2001　星和書店　　Printed in Japan　　ISBN4-7911-0461-7

M.I.N.I. 精神疾患簡易構造化面接法	シーハン、ルクリュビュ 著 大坪、宮岡、上島 訳	A4判 56p 2,800円

陽性・陰性症状評価尺度マニュアル	S.R.ケイ 他著 山田寛 他訳	B5判 78p 5,000円

C A S H 精神病性・感情病性精神疾患の現在症と病歴の包括的面接と評価基準	アンドレアセン 著 岡崎祐士 他訳	B5判 264p 7,000円

遺伝研究のための精神科診断面接〔DIGS〕日本語版	稲田俊也、 伊豫雅臣 監訳	B5判 240p 4,400円

薬原性錐体外路症状 の評価と診断 DIEPSSの解説と利用の手引	八木剛平 監修 稲田俊也 著	B5判 72p 4,252円

発行：星和書店 　　　　　価格は本体（税別）です

クオリティ・オブ・ライフ評価尺度(QLS)評価表

Dougas W. Heinrichs
Thomas E. Hanlon
William T. Carpenter, Jr.

翻 訳
宮 田 量 治
藤 井 康 男

この用紙は20冊単位でお頒けしております。ご希望の際は最寄りの書店または直接小社までご注文下さい(20冊で1セット￥500)。

星 和 書 店
〒168-0074　東京都杉並区上高井戸１－２－５　Tel. 03(3329)0031

本用紙を複写・複製・転載することは、著作権・出版権の侵害となりますので禁止致します。

QLS（クオリティ・オブ・ライフ評価尺度）

因子得点　I．対人関係（1-8）____　　II．役割遂行（9-12）____
　　　　　III．精神内界の基礎（13-17, 20, 21）____　　IV．一般的所持品と活動（18, 19）____
総得点　　（1-21）____

被験者名_____　医療機関名_____
評価者名_____　評価年月日_____年___月___日

対人関係と社会的ネットワーク

(1/3)

	☐ 0	☐ 1	☐ 2	☐ 3	☐ 4	☐ 5	☐ 6
1．家族* ☐ 9　一人暮らしやごく近い家族が近所にいない	親密さはほとんどない		親密なかかわり合いは希薄で，断続的なものに過ぎない		親密なかかわり合いはある程度一貫して認められるが，その広がりや強さは少ない，あるいは親密さは時折認められるだけである		同居人やごく近い家族との間で，親密な関係が適度に形作られている
2．友人	ほとんどない		希薄で，断続的なものに過ぎない		親密な関係はある程度一貫して認められるが，その頻度や強さは少ない，あるいは親密さは時折認められるだけである		二人以上の人と親密な関係が適度に形作られている
3．知人	ほとんどない		興味や活動を共にする知人はほとんどいないか，いてもごくたまに会う程度		興味や活動を共にする知人は数人いるが，会うのは時々で共有する活動にも制限がある		興味や活動を共にする知人との間に十分なかかわり合いがある
4．社会的活動	ほとんどない		社会的活動に時折参加するが，定期的なものではない，またはごく近い家族や同居人との活動だけに限定されている		いくつかの定期的な社会的活動に参加するが，その頻度や交際範囲に一定の限界がある		定期的な社会的活動は十分な水準に達している
5．社会的ネットワーク	ほとんどない		数やかかわり合いの程度は最小限である，または対象が家族に限定されている		社会的ネットワークにある程度のかかわり合いは存在するが，回数やかかわり合いの程度に一定の限度がある		社会的ネットワークの範囲やかかわり合いの程度はともに十分である
6．社会的イニシアティブ	社会的活動はほぼ完全に他の人々のイニシアティブに依存している		社会的イニシアティブは時折認めるが，受動的なために社会生活はかなり貧しいものになっている，あるいはイニシアティブの対象はごく近い家族に限定されている		社会的イニシアティブはある程度減少しているのは明らかであるが，被験者の社会的活動には不利な影響を最小限にしか及ぼさない		社会的イニシアティブは十分に認められる
7．社会的引きこもり	他の人々とのすべてのかかわり合いを自分からほぼ回避している		他の人々とのかかわり合いが何か別の要求を満たすのに必要なら我慢できるが，かかわり合いそのものを目的とするようなことはほとんどない．あるいは引きこもりを示さないのはごく近い家族に限定されている		他の人々とのかかわり合いにある程度満足し喜びを感じるが，これを回避するため限定されたものになっている		明らかな社会的引きこもりは証明されない
8．性的関係	異性に対して関心なし，または自分から回避する		異性との交際はある程度限定されたもので，親密さはなく表面的である．または性行為は感情的関与のない肉体的発散のみを目的としたものである．または，その関係は大きく崩壊し，不満に満ち，感情的混乱が続いていることによって特徴づけられるものである		異性との関係はある程度親密さがあり，感情がこもっていて，かなり満足できるものであり，ある程度の性的な表現や体での愛情表現がある		いつも満足できる関係であり，感情的にも豊かで，親密さもあり，適切な性的な表現や体での愛情表現がある

* 一人暮らしやごく近い家族が近所にいない場合，9 に評点してください．因子得点や総得点を算出する場合，この項目の得点は，項目2から項目8の平均点を割り当てます．

QLS（クオリティ・オブ・ライフ評価尺度）

仕事・学校・家事などの役割遂行

	□ 0	□ 1	□ 2	□ 3	□ 4	□ 5	□ 6
9. 程度	役割遂行はほとんどない		半日仕事（ハーフタイム）より少ない時間		半日仕事（ハーフタイム）に相当する時間よりは多いが，フルタイムよりは少ない		フルタイムかそれ以上
	□ 0	□ 1	□ 2	□ 3	□ 4	□ 5	□ 6
10. 達成度	役割を何も果たそうとしないか，役割遂行の程度があまりにも低いので，役割の継続が危ぶまれる		ようやくのことで，役割遂行のかなり低い達成レベルを保てる状態		一般的に見て適切な機能を果たしている		新しいあるいは前向きの成果をあげるなど極めて良好な機能を果たしている，あるいはいくつかの分野できわめて良好な機能を果たしている
	□ 0	□ 1	□ 2	□ 3	□ 4	□ 5	□ 6
11. 能力活用不足	被験者の能力は，ほとんどまったく活用されていない		能力を十分活用していないのは明らかである，また失業中であるが積極的に仕事を探している		現在の仕事は被験者の能力をいくぶん下回っている		現在の仕事は被験者の能力や機会につり合っている
	□ 0	□ 1	□ 2	□ 3	□ 4	□ 5	□ 6
12. 満足度** □ 9　項目9が2点以下	仕事・学校・家事などの役割について不愉快や不満に満ちている		不愉快や不満はほとんどあるいは全く認めないが，その役割によって楽しみや達成感も得られない，退屈しているのがかなり明らかである		不満はほとんどあるいは全く認められず，仕事にはなんらかの限定的な楽しみを持っている		かなり一貫した達成感や満足を感じている，この場合でもいくつかの限局した不平は存在するかもしれない

** 被験者が仕事・学校・家事などの役割遂行についてなんの関与もしていない場合，この質問は適用できないので9に評点してください。つまり，項目9を2点以下と評点した場合，この項目は9と評価してください。因子得点や総得点を算出する場合，この項目の得点は，項目9から項目11の平均点を割り当てます。

QLS（クオリティ・オブ・ライフ評価尺度）

仕事・学校・家事などの役割遂行

	☐ 0	☐ 1	☐ 2	☐ 3	☐ 4	☐ 5	☐ 6
9. 程度	役割遂行はほとんどない		半日仕事(ハーフタイム)より少ない時間		半日仕事(ハーフタイム)に相当する時間よりは多いが，フルタイムよりは少ない		フルタイムかそれ以上
10. 達成度	役割を何も果たそうとしないか，役割遂行の程度があまりにも低いので，役割の継続が危ぶまれる		ようやくのことで，役割遂行のかなり低い達成レベルを保てる状態		一般的に見て適切な機能を果たしている		新しいあるいは前向きの成果をあげるなど極めて良好な機能を果たしている，あるいはいくつかの分野できわめて良好な機能を果たしている
11. 能力活用不足	被験者の能力は，ほとんどまったく活用されていない		能力を十分活用していないのは明らかである，また失業中であるが積極的に仕事を探している		現在の仕事は被験者の能力をいくぶん下回っている		現在の仕事は被験者の能力や機会につり合っている
12. 満足度** ☐ 9 項目9が2点以下	仕事・学校・家事などの役割について不愉快や不満に満ちている		不愉快や不満はほとんどあるいは全く認めないが，その役割によって楽しみや達成感も得られない，退屈しているのがかなり明らかである		不満はほとんどあるいは全く認められず，仕事にはなんらかの限定的な楽しみを持っている		かなり一貫した達成感や満足を感じている，この場合でもいくつかの限局した不平は存在するかもしれない

** 被験者が仕事・学校・家事などの役割遂行についてなんの関与もしていない場合，この質問は適用できないので9に評点してください。つまり，項目9を2点以下と評点した場合，この項目は9と評価してください。因子得点や総得点を算出する場合，この項目の得点は，項目9から項目11の平均点を割り当てます。

クオリティ・オブ・ライフ評価尺度(QLS)評価表

Dougas W. Heinrichs
Thomas E. Hanlon
William T. Carpenter, Jr.

翻 訳

宮 田 量 治
藤 井 康 男

この用紙は20冊単位でお頒けしております。ご希望の際は最寄りの書店または直接小社までご注文下さい(20冊で1セット￥500)。

星 和 書 店

〒168-0074　東京都杉並区上高井戸1－2－5　Tel. 03(3329)0031

本用紙を複写・複製・転載することは,著作権・出版権の侵害となりますので禁止致します。

QLS（クオリティ・オブ・ライフ評価尺度）

精神内界の基礎および一般的所持品と活動 (3/3)

		0	1	2	3	4	5	6
13.	目的意識	計画はない，あるいは計画は奇怪で，妄想的で，非現実的なものである		計画はあるが，曖昧で，どこか非現実的で，統合的ではない，あるいは被験者の生活にとってほとんど重要性のないものである		来年かそれ以降の現実的で簡潔な計画があるが，それが長期の人生設計にほとんど統合されていない		計画は，短期，長期ともに現実的かつ簡潔でよく統合されている
14.	意欲	意欲がないため，型どおりの日常生活にもかなり影響がある		生活を維持するために最低必要なことはできるが，意欲がないので，進歩や新たになにかをやり遂げることがかなり困難になっている		生活上の決まりきった要請には応じることができるし，ある程度の新しい成果も期待できるが，意欲が不足しているためにいくつかの分野で目的を達成することができない		意欲は不足していない
15.	好奇心	新しい話題や出来事に対する好奇心や関心はほとんどない		ある程度の好奇心を時に認めるが，思考や行動に結びつかない		ある程度の好奇心があり，ある話題や興味あるものについて考えるのに時間を費し，それらについてもっと詳しく知るためになんらかの努力をする		多くの話題に対して好奇心があり，読んだり，質問したり，計画的に見に行ったりして，もっと詳しく知るためになんらかの努力をする
16.	快感消失	楽しみやユーモアを体験することはほとんど不可能である		散発的で，限定された楽しみやユーモアの体験はあるが，大体はこれらの能力が欠けている		楽しみやユーモアを大体いつも体験しているが，その量や大きさは限定されている		楽しむ能力の喪失は認められない，あるいは併発した抑うつや不安によって楽しむ能力の喪失を完全に説明することができる
17.	時間の利用	自分の時間の大部分を目的なく過ごす		自分の時間の半分くらいを目的なく過ごす		目的なく過ごすことがやや多いが，自分の時間の半分より少ない		休養をとるのに必要な程度以上に，目的なく過ごすことはない
18.	一般的所持品	一般的所持品がほとんどすべてない（0品目）		一般的所持品がかなり欠けている（3〜4品目）		一般的所持品が中等度欠けている（7〜8品目）		一般的所持品の欠損はほとんど，または全くない（11〜12品目）
19.	一般的活動	ほとんどすべての活動がない（活動数0）		かなり欠けている（活動数3〜4）		中等度欠けている（活動数7〜8）		ほとんど，または全く欠けていない（活動数11〜12）
20.	共感	他者の見方や気持ちを思いやる能力はない		他者の見方や気持ちを思いやる能力はわずかである		他者の見方や気持ちを思いやることはできるが，自分自身の世界から離れられない傾向がある		他者の立場を自発的に思いやり，その人の感情的な反応を直観的に理解してこの知識を自分自身の反応を調整するために活用することができる
21.	感情的交流	面接者は引き入れられるような感じを受けなかったり，被験者にきわめて僅かな反応しかないので，ほとんど無視されているように感じる		引き入れられる感じはかなり制限されたものである		引き入れられる感じはいくらか制限されている，あるいは偶発的にそれが生じるだけである		引き入れられる感じや反応は一貫してよく認められる